MÉLANGES
DE CHIRURGIE

NOTES CLINIQUES
RECUEILLIES A L'HOTEL-DIEU DE VALENCIENNES

PRÉCÉDÉES D'UNE NOTICE HISTORIQUE

PAR

LE DOCTEUR A. LEJEAL

Chirurgien en chef de l'Hôtel-Dieu, Médecin à l'Hôpital militaire
Membre du Conseil d'Hygiène
du Comité de Vaccine, de la Société de Médecine du Nord, etc.

VALENCIENNES
LEMAITRE, LIBRAIRE-ÉDITEUR
rue du Quesnoy, 14 et 16

PARIS
ADRIEN DELAHAYE, LIBRAIRE
place de l'École de Médecine

1868

MÉLANGES
DE CHIRURGIE

ANZIN, IMPRIMERIE DE E. DUGOUR

4887

MÉLANGES
DE CHIRURGIE

NOTES CLINIQUES

RECUEILLIES A L'HOTEL-DIEU DE VALENCIENNES

PRÉCÉDÉES D'UNE NOTICE HISTORIQUE

PAR

LE DOCTEUR A. LEJEAL

Chirurgien en chef de l'Hôtel-Dieu, Médecin à l'Hôpital militaire
Membre du Conseil d'Hygiène
du Comité de Vaccine, de la Société de Médecine du Nord, etc.

VALENCIENNES
LEMAITRE, LIBRAIRE-ÉDITEUR
Rue du Quesnoy, 14 & 16

1868

AVANT-PROPOS

D'intéressantes discussions sur l'hygiène nosocomiale ont occupé depuis plusieurs années un grand nombre de sociétés médicales. Elles ont révélé, au point de vue du traitement des affections chirurgicales et des opérations pratiquées dans les hôpitaux de Paris, de bien tristes statistiques. Ce n'est pas sans un certain découragement qu'on voit tant d'hommes éminents à qui leur science profonde et leur habileté incontestable ne doivent promettre que d'excellents résultats, n'avoir souvent à avouer que des insuccès et de pénibles déceptions, à la suite des traitements les mieux institués et les plus ingénieux. Mais dans ces discussions auxquelles nous venons de faire allusion, on a dû être frappé de l'absence de documents propres à servir de termes de comparaison, et recueillis dans des établissements de province d'une bien moindre importance. La rareté de ces travaux s'explique très-bien par le défaut de temps, le manque d'élèves chargés de rédiger les observations et par un motif bien plus puissant, je veux dire la répugnance de la plupart des praticiens à sortir de leur obscurité pour affronter l'épreuve de la publicité. Pour nous, nous avons pensé que les fonctions de chirurgien d'hôpital obligeaient, et convaincu que c'était presque un devoir de surmonter ces obstacles, nous nous sommes décidé à publier ce compte-rendu de notre pratique hospitalière embrassant une période de quatre années. Si quelque hésitation était restée dans notre esprit, elle devait disparaître devant cette belle pensée d'un des savants et des plus jeunes professeurs de l'Ecole de Paris : « Pour concourir « à la construction de l'édifice de la science, » dit M. Broca, « il n'est plus nécessaire d'être un grand architecte......., cha- « cun a le droit d'apporter sa pierre et d'y inscrire son nom. »

En dehors de leur valeur statistique plus ou moins grande, ces comptes-rendus peuvent encore avoir leur utilité ; car un modeste praticien a parfois l'occasion d'observer des faits, qu'un maître d'une expérience consommée n'a pu étudier dans la carrière la plus longue et la plus occupée. Avons-nous eu la bonne fortune d'en rencontrer de semblables ? nous ne le pensons pas, et nous n'oserions dire comme le satyrique latin :

Sunt bona, sunt quœdam mediocria, sunt mala plura.

Toutefois, nous nous permettrons de citer comme sortant de l'observation courante, les quelques cas suivants :

1° Fracture de la colonne vertébrale. — Guérison. Obs. 4

2° Fracture du tibia, du péroné, subluxation de l'astragale, plaie pénétrante de l'articulation. — Guérison........ Obs. 27

3° Fracture du condyle externe du fémur........ Obs. 100

4° Synovite tendineuse chronique........ Obs. 42

5° Hernie intra-vaginale étranglée........ Obs. 84

6° Infection purulente puerpérale. — Guérison. Obs. 57

7° Cancer de l'utérus. — Hydronéphrose. — Urémie. — Mort........ Obs. 75

8° Kyste de l'ovaire. — Ascite. — Étranglement interne. — Mort........ Obs. 64

L'article *amputations*, bien que ne présentant pas un nombre très-imposant de faits, mérite peut-être d'attirer l'attention.

Nous avons fait précéder nos observations d'une notice historique de l'établissement où elles ont été recueillies. Nous ne terminerons pas ces lignes sans signaler ici l'empressement de la commission administrative à exécuter toutes les réformes utiles à nos malades, et surtout sans remercier de leur utile concours nos collègues, MM. le docteur Manouvrier, médecin en chef, et Vilain, chirurgien en second.

NOTICE HISTORIQUE

Avant l'année 1430, Valenciennes ne possédait en fait de maisons hospitalières que les établissements suivants : 1° l'Hôtellerie, que nos chroniqueurs font remonter d'une façon assez apocryphe à l'empereur Valentinien, en l'an 367. Cette fondation n'était destinée qu'à recevoir les pauvres, les infirmes et les étrangers, qui venaient pour cause de maladies y servir les saints, parmi lesquels deux surtout avaient des spécialités très-courues : St-Laurent, qu'on invoquait en cas de brûlure ; St-Fiacre, dans les cas de dyssenterie. 2° La Bonne Maison des Ladres, sous l'invocation de St-Michel, située hors la porte de Mons et fondée vers l'an 1050 ; son titre indique assez sa destination. 3° L'Hôpital St-Barthélémy, élevé hors la porte de Cambrai et qui datait de 1202 ; il était réservé aux pèlerins. 4° L'Hôpital St-Jacques, fondé en 1324, rue de Tournai, avait le même usage. L'insuffisance de ces fondations, où du reste n'étaient pas admis les malades de la localité, avait frappé Messire Gérard de Perfontaine, chanoine d'Antoing, personnage aussi renommé par sa piété profonde que par son talent de prédicateur, et il résolut d'y porter remède.

Dès le siècle précédent, l'administration des hospices, confiée jusque-là au clergé, avait provoqué des plaintes. « Il n'arrivait que trop souvent, » dit A. Fleury. (*Institution au droit ecclésiastique*, IIe partie, chap. XXX), « que les clercs qui en étaient chargés, l'avaient tournée en titre de bénéfices dont il ne rendaient pas de compte; ainsi, plusieurs appliquaient à leur profit la plus grande partie du revenu, laissant périr les bâtiments et dissiper les biens, en sorte que les intentions des fondateurs étaient frustrées. » Les abus devinrent si criants, qu'en 1311 le concile de Vienne défendit de donner les hôpitaux à titre de bénéfices à des clercs séculiers, et exigea que leur administration fut confiée à des laïques, « gens de bien, capables et solvables, qui prêteraient serment comme des tuteurs, feraient inventaire des biens et rendraient compte tous les ans par devant l'Evêque. » Par ce décret si explicite, que confirma le concile de Trente, on voit que Gérard de Perfontaine devait s'adjoindre des laïques, et il rencontra dans la *confrairie de St-Jacques* des gens de distinction et de grande fortune tout disposés à seconder ses projets charitables. Le savant chanoine fit abandon d'une partie de ses biens, avec lesquels on put acquérir l'ancien hôtel des Bernier. On n'a pas oublié cette opulente famille qui, après avoir eu l'honneur de recevoir des rois à sa table, tomba dans la disgrâce et presque la misère. L'habitation, témoin de ce banquet célèbre, avait passé dans d'autres mains, et pour le moment elle était la propriété d'un riche bourgeois, Piérart le Fautrier. Sa situation, au centre de la ville et sur les bords d'un des nombreux canaux qui la sillonnent, avait fait choisir cet hôtel comme un emplacement des plus convenables. Un hôpital ne pouvait être fondé sans l'assentiment du souverain ; aussi demanda-t-on à la comtesse de Hainaut des lettres d'autorisation. Jacqueline de Bavière s'empressa de les accorder, et y joignit un règlement pour la nouvelle Maison-Dieu. Ce document, reproduit par S. Leboucq (p. 214) et dont l'original repose aux archives des Hospices, nous représente l'emplacement choisi comme « ung moult biel grand et notable plache. » Les fondateurs avaient obtenu plus qu'ils ne demandaient, car leur souveraine se réservait la surintendance de l'Hôpital, et limitait les donations que la charité des fidèles ne devait pas manquer de lui attirer. Les confrères ne ménagèrent pas leurs instances pour faire revenir la princesse sur cette décision qui restreignait leurs attributions. Ils réussirent à la persuader, et en 1432, par ses lettres en date du 2 mai (id. p. 215) approuvées par Philippe-le-Bon, son frère, Jacqueline permettait aux confrères d'élire quatre d'entre eux qui, « bailleront par escript à justice quiconque le soit qui les sermentera de bien et loyalement gouverner le terme d'un ang en enthier, si ils ne les meffont, les biens et revenus dudit lieu et promettent à en faire et rendre bon compte ; et ce serment insi fait, iceux quatre emprenderont sur eulx ledit gouvernement et administration des biens, revenus, dons, laix, aumosnes et aultres émoluments et pourfis doudit hospital et maison de Dieu, pour les recepvoir et payer, faire ouvrer et édifier etc. » Par la même ordonnance les administrateurs sont autorisés à regarder comme la propriété de l'Hôpital « tous les biens, mœubles, mouvables, hostieux, (1) or et argent, » que les malades auront en leur possession au moment de leur décès.

(1) Ustensiles et outils.

Cependant, malgré le zèle et le désintéressement des fondateurs, 6000 florins manquaient encore pour mettre leurs projets à entière exécution. Une supplique fut adressée au pape Eugène IV, qui par sa bulle en date du 1er mai, « octroya indulgence plenière à tous ceux et celles qui donneront ou avanceront de leurs biens pour parconstruire et achever les bâtiments; ordonnant à l'abbé de St-Jean audit Valenciennes, ou tout autre qu'il voudrait commettre, d'absoudre tous péchés énormes, pourveu faire quelques jeunes et donner quelque aumosne pour parachever ce saint dessein » (S. Leboucq).

A l'aide de ces moyens, on arriva a terminer les constructions. Restait à trouver qui soigner les malades. La ville de St-Omer, qui possédait déjà un hôpital, appelé le Chevalet d'or, en avait confié la direction à des sœurs jouissant d'une excellente réputation. C'est à ces religieuses, appartenant à l'ordre des Béguines, que recoururent les confrères de St-Jacques. Ces dames prononçaient, en entrant, des vœux applicables seulement au temps à passer dans la maison, et qui ne les empêchaient pas ensuite de contracter mariage. Voici la formule de ces vœux : « Je promets à Dieu, à vous père, à notre maîtresse et à toutes nos sœurs présents et advenir, de garder vraye poureté, chasteté et humble obédience, seloncq les statuts, règles et ordonnance de cette bonne maison de l'Hôtel-Dieu, sur la foi que je doy à mon Dieu, tant que j'y viverai et demouray, moyennant sa sainte grâce, en la présence de ceste vénérable compagnie, de tous mes parents et bons amis à ce requis et appellez. » Elles élisaient elles-mêmes leur supérieure qui portait le titre de maîtresse de l'Hôtel-Dieu. Tous les vendredis on donnait lecture des statuts de la communauté, leur prescrivant d'avoir le plus grand soin des malades. Elles ne recevaient aucun salaire et devaient fournir à tous leurs besoins; elles n'avaient droit qu'au pain et à la bière. Leur nombre de 12 au début, s'éleva ensuite à 25. Elles étaient astreintes à loger dans la maison et à ne recevoir, « qu'aucune notable et ancienne personne y venant par dévoçion user sa vie et donner ses biens au grand prouffit d'icelle Maison-Dieu. » Les vêtements des malades décédés leur revenaient de droit, sans que les héritiers eussent rien à réclamer ; il n'y avait d'exception que pour le cas où les dépouilles dépassaient 100 sols tournois ; alors le surplus revenait à l'hôpital même. Leur noviciat durait trois années pendant lesquelles elles portaient un vêtement noir ; après quoi elles étaient admises et vêtues de drap gris. Un chapelain qu'elles avaient le droit de nommer était attaché à leur maison et chargé d'administrer les sacrements aux malades.

Nous avons vu que l'Hôtel-Dieu devait être réservé aux maladies curables, mais il fut bientôt détourné de sa véritable destination, parce qu'on y dirigeait tous les infirmes, lépreux et incurables de la ville. L'abus devint tel que les religieuses réclamèrent près du duc de Bourgogne. Philippe, prenant ces plaintes en considération, rendit, le 24 juillet 1434, une ordonnance par laquelle on défendait d'amener à l'Hôtel-Dieu « toute personne entachée de lèpre ou mésellerie (1), langueureux, chartriers, paralytiques, frénétiques et autres malades horribles et incurables, » gens qui absorbaient les revenus déjà insuffisants de la fondation naissante ; ce prince recommandait qu'on n'y admît que « les gens malades couchants

(1) Variété de lèpre,

au lit, agravez de maladies curables et vraisemblablement sannables, comme de bleschures, navreures, cassuelles, fistules, accès de fiebvres, chaude maladie ou aultres semblables maladies, à la discrétion et ordonnances des commis. » Ces lettres ne portaient qu'incomplétement remède au mal ; beaucoup de malades, se dispensant encore d'être visités et confessés avant d'être admis par les surintendans, étaient amenés devant la porte de l'Hôtel-Dieu, et bien que tous les lits fussent occupés, prétendaient y être reçus. Leur importunité dégénéra en de telles violences que les administrateurs durent fermer pendant plusieurs mois les portes de la maison jusqu'à ce qu'il y eût des lits vacants. Ce n'était pas pourtant sans motifs que le populaire s'ameutait et faisait entendre des récriminations ; les prévôt et jurés de la ville ne se laissaient que trop souvent circonvenir par les obsessions de leurs protégés qu'ils fesaient entrer à l'hôpital, sans que les préposés eussent autorisé leur admission. Ces faits amenèrent des conflits fréquents entre MM. du Magistrat et les confrères de St-Jacques qui voulurent se retirer. Philippe de Bourgogne intervint, et par ses lettres du 6 juin 1438 ordonna que « dorénavant tous malades qui viendront ou seront apportés de fait à ladite Maison-Dieu et hôpital, au-devant la porte sans être premièrement visités, confessés et reçus par aucuns desdits commis, soient en raison de leur désobeissance et comptant de ladite défense enfreinte, privés et indignes de ladite Maison-Dieu et de ses biens jusqu'à un mois entier, nonobstant quelque nécessité et indigence que avoir pourraient. » Quant aux prévôt et échevins, l'ordonnance leur défend expressément d'envoyer à l'hôpital « aucuns malades de leurs familiers, de leurs connaissances ou autres, soit par authorité ou commandement, ni aussi par prières, si ce n'est que ladite maison le pût suporter et que la personne soit recepvable. »

Le zèle des confrères de St-Jacques s'était considérablement refroidi, et par l'ordonnance ci-dessus, le Duc dans la crainte, qu'ils ne renoncent à coopérer à l'œuvre qu'ils avaient contribué à fonder, ne leur laisse pas le droit de choisir leurs remplaçants et charge de ce soin les 14 églizeurs des 7 paroisses de la ville.

En janvier 1443, les confrères furent déchus de l'administration de l'hôpital ; on nomma pour les remplacer l'abbé de St-Jean, le prieur des Chartreux, le prévôt de la ville et l'aumônier du duc. Ce dernier avait surtout pour rôle d'exercer une surveillance plus directe et de faire parvenir plus facilement au prince les abus qui tendraient à reparaître. Ces personnages pouvaient s'adjoindre, chaque année, deux preud'hommes et ils les choisirent presque toujours dans la confrérie de St-Jacques. Peu de temps après ces modifications (février 1443), mourut le vénérable Gérard de Perfontaine. Il fut enterré aux Chartreux de Marly, et une plaque de cuivre, récemment retrouvée, fut placée dans la chapelle de l'Hôtel-Dieu, pour perpétuer la mémoire de son fondateur et premier surintendant. Cette inscription, gravée en beaux caractères gothiques, est ainsi conçue :

> Ceste Maison Dieu fu fondée l'an de nred
> MIIII^{c} et XXXII par le pourcach de feu vénérable
> maistre Gerard de Pfontaines chanone d'Antoing
> en son teps excellent artiste et vrai théologien
> liql se exposa jusques enfin p-gras labeurs aqrir
> l'oneur et glore de Dieu et sa foy augmenter par

saintes prédications monstras la voie de salut
a touttes créatures et pour secourir a nos povres
freres crestyens en daraine nécessité fu fais
ce dit lieu et pourveus de soers ppices au svice
d'iceuls. Avoec che y aquist plains pdons a tous
cotris et cofes finans audit lieu pour lesqls
obtenir il meismes veult en sa daraine maladie
en ycelle estre administré et le jour N^re^Dame
de la Cadeler en pfaite foi et grande devocion
y rendi son esprit a Dieu et fut ensepvelis au coer
des chartrous empriés ceste bonne ville de
Vallenchiennes en l'an de nred MIIII^c et XLIII
le III jo dou mois de febvrier. Priies pour same.

Peu de temps après la mort de Philippe-le-Bon, Pierre de Marolles, de l'ordre des Dominicains, dont le couvent était contigu à l'hôpital, en obtint par surprise l'administration aux dépens des surintendants choisis par le feu duc. Mais cette nomination n'eut aucune suite. Les sœurs portèrent plainte à Isabelle de Portugal, mère du souverain, qui rappela à son fils les promesses de Philippe-le-Bon et les dangers d'enlever le gouvernement aux administrateurs désignés par les ordonnances. Charles reconnut qu'il avait été induit en erreur, le père jacobin renonça à ses prétentions, et tout rentra dans l'ordre à l'Hôtel-Dieu.

La fondation du chanoine d'Antoing avait excité une charitable ardeur parmi les familles opulentes du pays, et ce fut à qui y créerait de nouveaux lits. Le grand Conseil aida lui-même de ses deniers les surintendants et les autorisa à étendre leurs constructions sur les canaux adjacents. La salle principale, celle des hommes, formait un long dortoir de 51 lits; au-dessus de chacun d'eux étaient apposées les armoiries avec les noms des fondateurs. Les jours de fête, chaque lit était recouvert d'un tapis de haute-lisse orné lui-même du blason des bienfaiteurs. Parmi ces derniers, nous citerons tout d'abord le duc de Bourgogne et sa femme, Isabelle de Portugal, puis des Ligne, des Renty, des Ghistelle, des Quaroube, des Quérénain, etc. Parmi les riches bourgeois, des Wargny, des Rasoir, des De Sars, des Muissart, des Creste, des Jauche, des Bracq, etc., etc.

Outre le grand dortoir dont nous venons de parler, il y avait une infirmerie où l'on plaçait les malades à leurs derniers moments ; elle renfermait 11 lits. En 1634, on y éleva un autel qui fut consacré à St-Guillaume, à Ste-Barbe et à Ste-Ursule. Deux sœurs étaient préposées aux soins du grand dortoir, et, d'une cellule placée au centre, veillaient sur les malades ; dans l'infirmerie, une religieuse assistait les agonisants. Les femmes en couches n'avaient pas été oubliées et 4 lits leur étaient réservés dans une autre pièce. La fondation de cette annexe était antérieure à celle de l'Hôpital. Louis de Lafontaine (*Antiquités de Valenciennes*, cap. 72, f° 166) raconte qu'une dame étrangère, de passage en notre ville, aperçut sur la rue une pauvre femme en mal d'enfant. Etonnée de ce que dans une cité aussi riche il n'y eût pas d'asile pour les femmes en couches, elle fit don de 100 couronnes d'or qui servirent à construire cette petite salle. Mais cette pieuse fondation fut plus tard détournée de son objet. En effet, en 1627, les religieuses ne trouvant pas décent de traiter les femmes en cet état, eurent recours à un ingénieux expédient pour se débarrasser de cette charge. Un religieux de Vicoigne, Guillaume Du Hot, soigné à l'Hôtel-Dieu, y fut atteint de la peste; les sœurs, désireuses de l'isoler, ne trouvèrent de local plus convenable que cette maternité en miniature, dont elles firent sortir les accouchées. Le malheureux frère ne tarda pas à rendre l'âme, laissant la salle infectée ; impossible dès lors d'y admettre des femmes en couches, et voilà par quel adroit stratagème on se débarrassa d'elles à l'Hôtel-Dieu. La petite salle servit depuis aux étrangers qui désiraient être traités moyennant une redevance.

Une chapelle avait été construite à l'extrémité du dortoir ; elle était disposée de façon que les malades pouvaient constamment regarder l'autel. Le fondateur, pour éviter qu'elle ne jouît de ce fameux droit d'asile attaché pendant longtemps à toutes les églises et monastères, ne voulut pas que l'autel fût consacré, dans la crainte qu'à cause de sa situation centrale, les criminels ne vinssent s'y réfugier et par suite troubler le repos des malades. Plus tard en 1639, lorsque le droit d'asile fut aboli, François Vanderburg, archevêque de Cambray, procéda à la bénédiction de la chapelle, dans laquelle furent inhumées les sœurs de la Maison-Dieu.

Les revenus affectés à l'établissement prirent peu à peu de l'importance. Il serait fastidieux d'énumérer ici les biens-fonds et les rentes qu'il possédait ; nous nous contenterons de mentionner quelques-unes de ses propriétés. Dès 1441, Gérard de Perfontaine et Georges de Rengies avaient, en qualité de mambours de l'Hôtel-Dieu, acheté la moitié de la terre de Montigny, située à Marly, et dont les chevaliers de St-Jean de Jérusalem possédaient l'autre moitié. Les autres terres étaient situées dans les villages environnants, tels que Estreux, Aulnoy, Maresches, Artres, Villerspol, Jenlain, Gomegnies, St-Vaast, Trith, Maing, Bermerain, St-Python, Rombies, Bruai, Vicq, St-Saulve, Escaupont, Crespin ; quelques-unes plus éloignées, à Mecquignies et Louvignies près Bavay, au Mont de la Trinité, près de

Tournay. Plusieurs maisons sur le grand marché, aujourd'hui la Place-d'Armes, lui appartenaient aussi.

Parmi les nombreuses rentes, nous citerons une donation de 600 livres t. par an, faite par Michel de Maulde, conseiller pensionnaire, à l'effet de distribuer tous les ans aux malades sortant guéris une aumône de 30 patars. Elle s'appliquait aussi aux femmes « ayant fait leur gésine. »

En 1670, Jeanne Delens fait don de 300 florins de rente « pour être distribués à 100 pauvres malades, non soldats, sortant guéris, à chacun 3 florins. »

Quelques autres legs méritent encore d'être cités. Celui-ci laisse une certaine somme à charge d'un « ecourcheu » (1) chaque année à chaque sœur ; celui-là, à charge d'un corselet tous les ans ; un troisième, à charge tous les mercredis d'un gobelet de vin, d'une tarte de six sols et du rôti à chaque sœur ; un quatrième, à charge de donner deux chemises à chaque sœur, ou d'une distribution de couvre-chefs le jour de Ste-Marthe.

Quelques-uns, mais peu nombreux, pensent aux pauvres, et leur donnent, l'un une chemise et un patar, l'autre une tarte de 4 sols, lorsqu'ils sortent.

De grandes indulgences, octroyées par Eugène IV, étaient accordées à tous les donateurs, ainsi qu'aux malades qui trépassaient dans cette maison. C'est ce qu'exprimait le quatrain suivant, placé sous un bas-relief représentant la flagellation du Christ et accolé à la porte de la grande salle :

Grands pardons povez acquérir
A donner dedans ce sainct lieu ;
Aussi qui céans vient mourir
Plains pardon il obtient de Dieu.

(1) Tablier — patois.

La position de notre hôpital au centre d'une ville très-peuplée alors, le passage continuel de troupes et surtout les fréquentes épidémies qui, à cette époque, décimaient les populations, y faisaient constamment affluer les malades.

En 1515, une des plus violentes pestes qui aient affligé le Hainaut, enleva à Valenciennes 6,000 habitants.

En 1522, nouvelle apparition du fléau que nous retrouvons en 1554 et 55. Dans cette dernière circonstance, les sœurs offrirent de recevoir les pestiférés ; le Conseil hésita d'abord, mais finit par y consentir. Cette épidémie enleva 13 sœurs hospitalières.

Pendant les troubles religieux en 1571, 80, 98, la peste sévit encore ; il en fut de même en 1627, 36, 47, 68, 69.

La conquête française, dont les avantages pour notre cité sont à juste titre si contestés, amena tout au moins de meilleures conditions hygiéniques. Le nouveau système de fortifications adopté par Vauban, qui en abaissant les remparts permettait une plus libre circulation de l'air dans les rues étroites de la place, en même temps qu'il apportait des modifications dans le mode de construction, éloigna pour longtemps la peste de nos murs.

Autant que les épidémies, la guerre occasionna de l'encombrement dans notre hôpital. En 1594, il fut poussé à l'extrême, et les revenus étaient tellement réduits que les surintendants durent avoir recours au Magistrat pour secourir un grand nombre de soldats blessés ou malades. Le Conseil leur alloua plusieurs subventions et exempta l'Hôtel-Dieu de l'impôt sur les grains. Pendant les guerres de 1635 à 1645, la détresse fut encore très-grande ; en 1647 de nombreux convois de blessés furent dirigés sur notre ville.

En 1656, le siége de Valenciennes par les troupes françaises encombra encore notre hôpital, et on dut recourir au budget municipal.

C'est en 1667 que l'hôpital militaire fut réuni à l'hôpital civil et qu'indépendamment des soldats de la garnison, on y reçut les retraités, les soldats de la marine et même les ouvriers employés aux canaux et aux fortifications.

Quelques années plus tard (1674), on s'aperçut que l'administration laissait beaucoup à désirer ; la confrérie de St-Jacques, qui se composait, lors de la fondation, de 40 à 50 personnes appartenant aux plus riches familles, était réduite, à l'époque à laquelle nons sommes arrivés, à 10 ou 12 membres, pour la plupart artisans, peu disposés à consacrer leur temps à diriger sans aucune rémunération le patrimoine des pauvres. Ce défaut de surveillance rendait les sœurs maîtresses absolues des fonds qu'on leur confiait, et dont elles ne rendaient compte que très-rarement. L'élection de la supérieure n'était plus entourée d'aucune garantie ; elle se faisait de vive voix et le chapelain seul y présidait. En présence de ces abus, l'abbé de St-Jean, le prieur des Chartreux, le prévôt de la ville et le receveur des domaines, qui avait remplacé l'aumônier du souverain, firent parvenir au roi d'Espagne une requête demandant que les confrères de St-Jacques remplissent avec exactitude leurs fonctions de receveurs, auxquelles seraient attribués des gages, en même temps que serait exigé un cautionnement. La maîtresse devait être élue au scrutin secret, en présence du chapelain et des administrateurs. Enfin, on exigerait d'elle un compte de l'emploi des revenus de l'établissement.

Le XVIIIme siècle débuta par des calamités sans nombre, et notre Hôtel-Dieu ressentit le contre-coup de la famine de 1709 et de la déroute de Malplaquet. On fut contraint d'emprunter à gros intérêts une somme de 19,000 livres, pour procurer des soins convenables aux blessés et aux malades.

Trois ans plus tard, la victoire de Denain amena un surcroît de dépenses qui obérèrent de plus en plus la Maison. Après la guerre, on réduisit le nombre de lits à 20, et on obtint une exemption de l'impôt du 20me au même titre que les autres hôpitaux du royaume. Une des charges les plus onéreuses consistait dans les secours que l'on donnait aux convalescents sortant de l'hôpital.

En 1729, on annexa deux maisons spécialement consacrées aux troupes du roi.

Nous pouvons maintenant franchir sans avoir à citer rien de notable tout le milieu du XVIIIme siècle pour arriver à la révolution française. L'Hôtel-Dieu, qui ne possédait ni dîmes, ni droits seigneuriaux, ne fut pas atteint par les lois des 4 août et 21 septembre, qui abolissaient ces sources de revenus de beaucoup d'hôpitaux. Le décret du 22 décembre 1789 faisait passer toutes les maisons hospitalières sous l'administration de la municipalité. La nôtre conserva quelque temps encore son ancienne organisation, et en juillet 90 les confrères de St-Jacques, au nombre de 10, procédaient encore à l'élection de quatre membres à présenter aux surintendants. Mais en février 91, la municipalité déclare qu'elle regarde l'hôpital comme bien communal, et le notifie aux anciens administrateurs qui sont le prévôt de la ville, prieur des Chartreux, l'abbé de St-Jean, et le subdélégué de l'intendant, et les somme de cesser immédiatement leurs fonctions ; la supérieure et le receveur sont seuls autorisés à les continuer provisoirement. On fait ensuite une enquête sur les revenus de la Maison et les fondations pieuses qui y sont attachées ; on se préoccupe surtout de savoir si les emblèmes des fondateurs et la mention des fondations apposés sur les murs ont été enlevés. Les sœurs restèrent montrant toujours le même zèle à soigner les malades, mais non sans regretter l'ancien état de choses.

En 93, dans une pétition adressée aux administrateurs de la commune, « les citoyennes de l'hospice dit l'Hôtel-Dieu, toujours soumises aux lois qu'elles envisagent comme la garantie des droits du citoyen et le palladium de la liberté, exposent que depuis la loi de messidor an II, elles ont souffert toutes espèces de privations, manquantes même du nécessaire ; toujours elles se sont fait un devoir sacré de prêter leurs soins à l'humanité souffrante. » Elles rappellent qu'auparavant « elles avaient le droit de se choisir un receveur sous l'approbation de l'administration, qui autrefois par une institution fanatique était toujours prise parmi les confrères de St-Jacques. Elles espèrent qu'on leur accordera la jouissance des revenus de leurs biens et la régie dont elles étaient pourvues par le passé, moyennant d'en rendre compte chaque année aux administrateurs désignés. » Cette requête, si patriotique qu'elle fût, n'eut aucun succès près de la municipalité. Du reste les canons et les obusiers ennemis allaient bientôt amener des bouleversements plus profonds dans notre hôpital. Dès les premiers jours, les boulets avaient rendu inhabitable une partie des bâtiments. Un ancien couvent, celui des Carmes déchaussés, avait dès avant le siége été transformé en hôpital militaire temporaire ; malgré le drapeau noir qui le surmontait, les Anglais ne ménagèrent pas cet asile, et portèrent l'incendie dans son étage supérieur ; plusieurs malades y furent écrasés. L'ancien Hôtel-Dieu dût être entièrement abandonné, et lors du rétablissement du culte devint l'église Notre-Dame. Ces constructions, qui ne présentent rien de remarquable, sont sur le point de disparaître. Le 24 thermidor an x, le couvent des Carmes fut cédé par le directeur du génie, Montfort, et le commissaire des guerres, Barneville, et devint l'hôpital civil et militaire. C'est en 1831, que les malades de l'armée cessèrent d'y être soignés et que fut installé l'hôpital militaire actuel.

Depuis la translation de l'Hôtel-Dieu dans le local qu'il occupe encore aujourd'hui, chaque année y a amené de nombreuses améliorations, et si Valenciennes ne peut plus se vanter d'avoir comme au XVIIme siècle « une des premières maisons de pauvres de toutes les provinces belgiques » (1), nous pouvons dire sans crainte, et nous espérons le prouver plus loin par les résultats de notre pratique, qu'il en est peu d'aussi salubre.

Donnons actuellement un aperçu de l'état des constructions. Elles datent de 1745, comme l'indiquent plusieurs cartouches, et se composent de trois corps de bâtiments disposés en forme de Z, dont deux seulement sont occupés par les salles de malades. Le principal, celui du milieu, exposé au midi, ne renferme au rez-de-chaussée qu'une seule salle, celle des hommes blessés, mesurant 35^{m} de long sur 5^{m} 50 de large, et 5^{m} de haut. Légèrement voûtée, elle est éclairée par 10 fenêtres de 3^{m} de haut sur 1^{m} 20 de large ; 3 de ces fenêtres sont surmontées d'impostes. Elle est en outre aérée par 11 ventouses séparées l'une de l'autre de 5^{m} environ. Au nord elle est

(1) *Arch. Hist. du Nord*, p. 287, t. v, 3e série. — Père Charlart.

longée par un large couloir sur lequel elle s'ouvre par deux portes ; au midi elle regarde sur le jardin ; on y compte 23 lits, sans rideaux.

Deux salles semblables existent aux 1er et 2e étages, et sont consacrées au service de médecine.

La salle des femmes blessées est située au second étage, mais dans le corps de bâtiments perpendiculaire au précédent ; elle mesure 22^m 45 de long sur 7^m 20 de large, et 3^m 50 de haut. Elle est éclairée par 12 fenêtres, 4 dirigées vers l'ouest, 8 à l'est ; elles ont 1^m de large sur 2^m 30 de haut et donnent sur le jardin ; elles sont surmontées de 6 vasistas. Cette salle renferme 17 lits garnis de rideaux.

Ces longues salles sont assez difficiles à chauffer ; le mode de chauffage consiste dans de larges poêles au charbon de terre, auxquels s'adaptent de longs tuyaux. La ventilation s'y fait très-bien, et jamais on n'y perçoit ces odeurs si communes dans la plupart des services de chirurgie

Le troisième corps de bâtiments est constitué par l'ancienne église des Carmes dans laquelle, outre la chapelle, on a ménagé deux étages formant de vastes et hautes salles de rechange qui ont été si utiles dans la récente épidémie de choléra. C'est dans une de ces pièces qu'est installée notre petite maternité qui ne renferme que 10 lits.

Le service des vénériens occupe le rez-de-chaussée de l'abside de l'église ; les vénériennes ont un pavillon séparé.

Les cours et jardins forment un quadrilatère d'environ $3{,}000^m$ entouré de constructions dans trois de ses côtés et qui a l'inconvénient d'être adossé de l'autre à un rempart élevé.

Nous ne pouvions nous occuper de recherches historiques sur l'Hôtel-Dieu, sans songer à nos prédécesseurs dans cet établissement. Malheureusement les documents sont très-rares sur ce sujet, et c'est à peine si, après avoir parcouru de volumineuses archives, nous sommes à même de tirer quelques noms de l'oubli. Bien peu du reste sont sortis de la médiocrité et appartiennent à l'histoire. Ce n'est que parmi les médecins chargés du service militaire que nous rencontrerons des noms ayant mérité, par la publication de quelque ouvrage médical, d'être mentionnés ici.

Le premier est *Me Wagret*, conseiller du roi, médecin ordinaire de Sa Majesté et de ses hôpitaux à Valenciennes ; il occupa le premier l'office de médecin-major, créé par l'édit du 17 février 1692, et fit partie des cinquante officiers de santé de ce grade nommés en 1708 dans les villes et places frontières.— Ces médecins avaient droit à un logement payé par la ville ; ils pouvaient exercer dans le civil, et étaient exemptés de passer des examens devant la corporation ; ce fut là, on le pense bien, la source de beaucoup de procès. On connaît de Wagret les deux ouvrages suivants :

1° *Observations de Médecine et de Chirurgie faites dans les hôpitaux du roi.* — Mons, aux dépens de l'auteur.

2° *Nouveau Traité de la petite Vérole.*— Douai, Jean Taverne, 1717, dédié au régent.

G.-F. Crendal, qui paraît avoir été son successeur, est auteur d'un « Traité de quelques maladies de poitrine avec leur dianostic, prognostic et pançement. — Paris, Jacques Clousier, 1739. » Dans cet ouvrage, assez riche en observations judicieuses, nous avons surtout remarqué, au chapitre de l'hydropisie de poitrine, ce passage : « Ce qu'il y a de particulier, *c'est qu'en approchant l'oreille des côtes du malade*, on entend une espèce de bouillonnement et de grouillement d'eau dans la poitrine, comme si c'était du vinaigre. » N'était-ce pas là de l'auscultation en germe ?

En 1757, André Dufresnoy fut appelé aux fonctions de médecin-major, qu'il occupa jusqu'à sa mort, toutefois avec quelques interruptions ; une première, nécessitée par une campagne en Allemagne, une seconde en 1793, par sa nomination comme médecin en chef de l'armée du Nord, poste qu'il conserva peu de temps. Le chirurgien qu'il avait remplacé avait suivi Dumouriez dans sa défection ; Dufresnoy fit des démarches pour obtenir le retour dans ses foyers de cet émigré nommé Menurot. Ce zèle intempestif lui coûta cher ; le ministre y répondit par une destitution. Malgré cela, on utilisa ses services à l'hôpital militaire de St-Omer. C'est pendant son séjour dans cette ville qu'il eût une aventure très-connue, mais que nous ne pouvons passer sous silence. Dufresnoy s'était passionné pour le *Rhus radicans*, qu'il cultivait dans le jardin botanique de Valenciennes, et pour le propager, il en avait donné des plantes à un médecin de Cambrai. Un jour qu'il écrivait à ce confrère, il lui demandait entre autres choses: « Comment vont nos chers Rhus ? il me tarde de les voir. » Cette lettre fut lue au comité révolutionnaire et assez mal interprétée pour qu'on crût y découvrir les traces d'une conspiration avec les Russes. Dufresnoy fut arrêté et conduit à Arras. Peut-être eût-il eu quelque peine à démontrer leur erreur à ses accusateurs, plus aptes à veiller sur les intérêts de la République qu'à comprendre la nomenclature de Linné ; mais le 9 thermidor permit à notre botaniste de venir reprendre son poste à l'hôpital de Valenciennes. Doit-on admettre une autre version et supposer avec Hécart que le désir de commettre un bon mot ait guidé la plume de Dufresnoy ? Le moment était certainement bien mal choisi pour faire de l'esprit, même en latin.

Dufresnoy mourut le 14 avril 1800. Il est auteur des ouvrages suivants :

1° *Dissertation sur le Tœnia.* — Valenciennes, J.-B. Henry.

2° *Mémoire sur les Champignons vénéneux.* — Val., Henry.

3° *Traité sur le Narcisse des prés et le Rhus radicans.*

4° *Mémoire sur la Navigation intérieure.*

5° *Des caractères du traitement et de la cure des Dartres, des Convulsions,* etc. — Méquignon, Paris 1799.

6° Plusieurs articles dans le *Journal du Hainaut et du Cambrésis.* — 1788-89.

Dans ses expérimentations thérapeutiques, Dufresnoy se laissa entraîner à de grandes illusions et il reste bien peu de chose de ses travaux.

Nous sommes mal renseignés sur l'organisation des services médicaux de l'Hôtel-Dieu avant la Révolution. Un règlement daté de 1784, que nous avons puisé aux archives communales, trouvera ici sa place :

Règlement de MM. du Magistrat de la ville de Valenciennes, concernant le service des médecins et chirurgiens pensionnaires de cette ville à l'Hôtel-Dieu, pour les pauvres malades qui y sont reçus, 15 novembre 1784.

Prévôt, jurés et échevins de la ville de Valenciennes : Tout ce qui peut concourir au rétablissement et à la conservation de la santé est toujours précieux et ne doit pas être négligé. L'art de la médecine et de la chirurgie, employé avec science et assiduité, y contribue beaucoup. Quelques personnes, touchées de cette vérité, ont proposé une place pour que la distribution des remèdes et le service des pansements à l'Hôtel-Dieu, où les pauvres malades trouvent un asile secourable et digne de la charité et de la piété des sœurs qui en prennent le soin, se fassent supérieurement et d'une façon instructive pour les jeunes élèves en chirurgie.

A ces causes, nous avons réglé, statué et ordonné, réglons, statuons et ordonnons ce qui suit :

Art. Ier. Les médecins et chirurgiens, pensionnaires du quartier où est placé l'Hôtel-Dieu, seront seuls chargés du soin des malades et blessés qui y seront reçus à l'avenir, et dans le cas de maladies ou d'absence, ils seront remplacés par le médecin ou chirurgien du quartier opposé.

Art. II. Le médecin sera tenu de faire sa visite régulièrement tous les matins à 7 heures, du 1er mai au 1er octobre, et à 8 heures, depuis le 1er octobre jusqu'au 1er mai.

Art. III. Le chirurgien fera un peu plus tôt sa visite pour pouvoir conférer avec le médecin sur les cas chirurgicaux compliqués avec les maladies du ressort de la médecine, sur les accidents graves qui pourraient être survenus, sur les opérations à faire, enfin sur tout ce qui sera relatif au soulagement et à la guérison des malades.

Art. IV. Toutes les fois que des malades ou blessés, qui arriveront à l'hôpital, demanderont d'être soignés sans délai, pour lors, les religieuses chargées du soin des salles feront avertir le médecin ou chirurgien, pour qu'ils se rendent à l'Hôtel-Dieu sans retard, à l'effet de donner à ces malades ou blessés, tous les secours dont l'application différée pourrait entraîner des suites fâcheuses.

Art. V. Le médecin et le chirurgien écriront sur un registre les remèdes qu'ils prescriront aux malades et blessés, afin de s'assurer si les médicaments prescrits ont été donnés et juger de leur effet.

Art. VI. Le chirurgien pansera ou fera panser les blessures autant de fois dans la journée qu'il le croira nécessaire, et il aura soin de ne commencer les pansements que lorsque tous les appareils seront prêts, afin de ne pas exposer les plaies et les ulcères à l'impression de l'air.

Art. VII. Tous les lundis, le médecin et les deux chirurgiens pensionnaires visiteront ensemble les blessés ; le chirurgien traitant fera l'histoire de la maladie au lit du malade, rendra compte des moyens curatifs qu'il aura employés dans la semaine, et ils confèreront tous les trois, en présence des élèves, sur les indications à prendre pour conduire la maladie à guérison.

Art. VIII. Les élèves en chirurgie, inscrits sur les registres d'apprentissage du collége de chirurgie de cette ville, ne pourront assister aux traitements qu'avec l'agrément du médecin et du chirurgien pensionnaires, qui pourront leur interdire pour un temps et même pour toujours l'entrée de l'Hôtel-Dieu, quand leur conduite sera contraire au bien du service.

Art. IX. Les élèves qui y seront reçus et qui auront une année d'apprentissage se muniront tous les lundis de papier, plumes et encre, et les médecins et les chirurgiens les chargeront de mettre par écrit les moyens curatifs qu'ils emploieraient eux-mêmes, s'ils étaient chargés du pansement du blessé qu'on leur désignera a cet effet.

Cela fait, ils seront interrogés les uns après les autres sur les indications qu'ils auront données, afin deles former dans la bonne pratique de la chirurgie, de faire germer en eux l'émulation et les talents, pour les rendre utiles à leurs concitoyens.

Art. X. Les médecins et chirurgiens pensionnaires chargeront tous les lundis, les élèves les plus instruits et les plus appliqués, de faire chacun l'histoire d'une maladie chirurgicale qu'on leur donnera et que l'on traitera à l'Hôtel-Dieu, pour en rendre compte le lundi suivant. On les interrogera sur la définition de la maladie, ses différentes espèces, les symptômes, les causes, le diagnostique, le prognostique et les moyens curatifs les plus simples et les plus prompts pour conduire la maladie à guérison.

Art. XI. Les chirurgiens pensionnaires feront l'histoire anatomique de la partie malade ou à opérer afin de faire connaître aux élèves les vaisseaux, les nerfs, la direction des fibres musculaires, les aponévroses, les tendons etc., qu'il faut respecter dans l'opération.

Art. XII. Avant de faire une opération, on expliquera aux élèves les raisons qui la rendent nécessaire.

Art. XIII. Tous les ans, les médecins et chirurgiens remettent à MM. du Magistrat une note des élèves qui se seront le plus appliqués, pour y avoir égard, quand le cas échéra.

Art. XIV. Le présent règlement sera lu, publié et affiché en la forme ordinaire, afin que personne ne l'ignore.

Fait à la demande de Louis-Joseph Locart, Ec : s^r de Waterlet, prévôt le comte. En jugement à Valenciennes, le 15me jour du mois de novembre 1784.

DESCORNAIX.

Dans ce curieux document, nous nous contenterons de faire ressortir ce fait que nos magistrats, tout en veillant à l'intérêt des malades, faisaient tourner au profit des élèves les moyens d'instruction qu'offrent les services d'hôpitaux.

En dehors des épidémies et des blessures de guerre, que nous avons signalées plus haut, nous devons être très-bref sur les maladies qui se traitaient d'ordinaire dans notre Hôtel-Dieu. Nous pouvons cependant mentionner ici une remarque que suggère la lecture des comptes de la ville au XVIIIme siècle ; on est frappé par le grand nombre de calculeux qu'on y opérait chaque année, et les opérations étaient assez fréquentes pour exiger l'adjonction d'un spécialiste en renom dans la contrée. Ainsi, en 1736, nous trouvons que le s^{r} Raussin, opérateur pensionné, reçoit du Magistrat 72 livres pour une année de sa pension, plus 36 livres pour avoir *tranché* de la pierre 5 indigents. Il continue ainsi à recevoir sa pension et à tailler chaque année jusqu'en 1755, où il est remplacé par Vandergracht, lithotomiste lillois, qui reçoit aussi une pension annuelle, portée à 100 livres. Cet opérateur ne voulut pas adopter le lithotôme de frère Côme et eut, à ce propos, des discussions très-acerbes avec un autre spécialiste de la même ville, du nom de Chastanet. Vandergracht se chargeait au besoin d'opérer la cataracte avec un égal succès ; il fut pensionné jusqu'en 1791.

Il est assez étrange de rencontrer à cette époque une aussi grande quantité de calculeux dans la classe pauvre de notre pays, et il serait plus difficile d'expliquer sa fréquence à cette époque que sa rareté actuelle.

NOTES CLINIQUES

Le service de l'Hôtel-Dieu reçoit, outre les cas chirurgicaux proprement dits, les affections de la peau et de la syphilis, les femmes en couches et les voyageurs. Comme il entre dans notre plan de ne nous occuper que de chirurgie pure, nous défalquerons des 2,139 malades reçus pendant les quatre années, les trois catégories précédentes qui s'élèvent à 835 ; il nous restera ainsi 1,304 blessés, et avec les opérés du dernier trimestre de 61 et quelques-uns de 66, nous aurons un total d'environ 1,320 malades, sur lesquels porteront les observations qui vont suivre.

La mortalité a été de 42, soit environ 3 %.

Nous commencerons par l'étude des maladies du squelette.

CHAPITRE PREMIER

FRACTURES

Le nombre des fractures a été de 114, dont 94 chez

des hommes, et 20 chez des femmes. La mortalité a été de 10 pour les premiers et de 1 pour les secondes.

Dans notre description nous suivrons l'ordre topographique.

CRANE

Fracture du Crâne par arme à feu. — Plaie contuse du cerveau. — Mort. — Autopsie

Le 17 janvier 1866, vers six heures du soir, on vint me prier de passer en toute hâte à l'Hôtel-Dieu pour un blessé qu'on venait d'amener. On me rapporta que ce malade nommé Mathieu, dit l'Africain, âgé de 44 ans, contrebandier de profession, avait reçu dans la tête un coup de feu tiré par des douaniers ; deux médecins appelés à lui donner les premiers soins, avaient reconnu l'urgence de le transporter à l'hôpital. Au moment de notre arrivée, le chirurgien en second avait fait raser une partie des cheveux, et nous pûmes constater les lésions suivantes :

A 8c en avant de la protubérance occipitale externe et du côté gauche, à 8c de la suture des deux pariétaux, existe une plaie à grand diamètre dirigé d'avant en arrière presque horizontalement. La peau a éprouvé une perte de substance dans la partie antérieure ; de 1c dans la portion la plus étroite, la plaie va s'élargissant jusqu'à avoir 2c et demi dans sa plus grande largeur. Elle présente des caractères différents dans sa moitié antérieure et dans la postérieure. La première est constituée par une excoriation assez profonde remplie de caillots sanguins adhérents ; par la partie postérieure, on voit s'échapper du sang artériel et veineux et une matière blanche, sanguinolente en bouillie, qui n'est autre que de la substance cérébrale.

Si avec l'index gauche j'explore la plaie d'avant en arrière, je constate que dans le tiers antérieur il n'y a pas de mobilité anormale ; que sous le derme excorié existe un plan résistant ; mais dès qu'on a parcouru 3c, on arrive sur une solution de continuité du pariétal, par laquelle le doigt pénètre facilement dans la cavité crânienne. Après avoir traversé les méninges déchirées, il s'introduit dans un large canal creusé dans la substance cérébrale et remplie d'une bouillie sanguinolente. A la profondeur de 3 à 4c, je rencontre plusieurs petites esquilles. La perforation osseuse ayant ses bords hérissés d'aspérités taillées en biseau, aux dépens de la table externe dans la partie supérieure, aux dépens de l'interne dans l'inférieure, je crois utile de régulariser le bord supérieur afin de pouvoir suivre jusqu'à son extrémité la plaie du cerveau. Pour cela, j'en enlève environ 3 mil au moyen de la pince de Liston. L'introduction de l'index est alors très-facile, et avec une pince à pansement, j'extrais 4 à 5 esquilles. Ceci fait, le doigt continue à s'enfoncer de presque toute sa longueur et rencontre le bord tranchant de la faulx de la dure-mère complétement dénudé en ce point. Jusque-là, je n'ai pas encore rencontré de projectile ; espérant que si je parvenais à faire disparaître l'obstacle apporté par la dure-mère, je serais plus heureux, l'idée me vint de débrider celle-ci ; à cette fin, au moyen d'un bistouri boutonné dont je ne laissais qu'un point tranchant, j'allais, en le guidant le long du doigt, inciser la faulx dans l'étendue de 3 à 4 mil. J'entendis très-bien, et les assistants aussi, le bruit de la section du tissu fibreux, absolument comme dans la herniotomie. Le bistouri retiré, mon index pénétra jusqu'à son articulation, mais toujours sans rencontrer de balle. Une sonde de femme, introduite avec précaution, m'indiqua que le canal franchissait un peu la ligne médiane, mais aboutissait à un cul-de-sac, et ne rencontrait pas de corps étranger. Aurais-je été plus heureux avec l'instrument employé naguère dans une circonstance mémorable ? La suite de l'observation nous le dira. La direction suivie par le trajet creusé dans l'hémisphère gauche était sensiblement oblique d'avant en arrière en même temps qu'horizontal. Si au lieu de diriger notre doigt en ce sens, nous le portons en avant, aussitôt après avoir traversé la perforation du pariétal, nous pouvons pénétrer de 1 à 2^{c}, toujours sans rencontrer de balle, mais en déterminant de la douleur, ce qui n'avait pas lieu dans la première exploration. Lorsque nous avons bien nettoyé la plaie, il nous est facile d'apercevoir des battements parfaitement isochrones au pouls radial.

L'examen le plus attentif des autres régions du crâne ne nous permet de constater aucune autre lésion ou du cuir chevelu ou de la boîte osseuse. Le malade est dans un état d'assoupissement, dont le tirent aisément nos questions. Couché sur le côté droit, si nous lui demandons où est le siége de la douleur, il nous indique de sa main gauche, constamment la région frontale ; il pousse des gémissements, mais ne peut articuler aucune parole. Si j'entrouve les paupières, je trouve les pupilles à l'état normal ; si j'en approche une lampe, il m'indique par un geste que la lumière lui est pénible. Pas de signes de paralysie de la face, non plus que des membres inférieurs ; lorsque je le pince, ou que je le pique avec une épingle, il retire le membre avec vivacité. La respiration est un peu fréquente, le pouls à 120 déprimé. Je fais appliquer, l'irrigation continue et de larges sinapismes aux extrémités.

Le lendemain 18, je constate une teinte subictérique de la face ; il y a une hémiplégie complète de tout le côté droit du corps. La face, à droite, est paralysée du sentiment et du mouvement ; la joue, inerte, est soulevée avec bruit dans les mouvements d'expiration ; aucune douleur, lorsque je le pique, tandis que, du côté opposé, il perçoit très-bien la sensation ; la moitié droite de la langue est aussi paralysée. Le malade peut pourtant articuler quelques monosyllabes, mais en bredouillant à la manière des apoplectiques. Il ouvre les yeux; la vue est conservée, les pupilles légèrement contractées. Les machoires sont légèrement serrées l'une contre l'autre ; cependant en insistant, nous obtenons de voir l'extrémité de la langue. Les membres supérieurs et inférieurs droits, ainsi que la moitié droite du tronc, sont tout à fait inertes et insensibles. La vessie est aussi paralysée, et dans la journée nous devons pratiquer le cathétérisme ; l'urine est peu abondante ; à l'analyse, on y reconnaît la présence d'une légère quantité de sucre.

Par la plaie, s'échappent encore des détritus de substance cérébrale, mais il n'y à plus d'écoulement sanguin. On constate très-nettement les battements du cerveau.

La respiration est moins fréquente qu'hier ; les extrémités un peu froides ; le pouls à 120, plus développé que la veille. Déglutition difficile. Nous sommes forcé de renoncer aux irrigations, à cause des mouvements continuels du malade. Je prescris une saignée de 500 grammes ; continuation des sinapismes, compresses froides.

Dans la soirée, le côma est moindre ; le blessé ouvre les yeux et cherche à prononcer une phrase que nous finissons par comprendre ; pas traces de délire ; pouls à 116, moins fort qu'avant la saignée.

Le 19, l'état est à peu près le même, cependant la paralysie est beaucoup moins prononcée dans le membre inférieur droit ; un peu de contracture des deux côtés ; même état du pouls. L'intelligence est censervée ; il nous fait comprendre qu'il souffre peu. Nouveau cathétérisme dans la journée, donnant peu d'urine. Constipation ; calomel et jalap.

Le 20, le pouls est à 130; prostration plus grande; les phénomènes de paralysie ont presque entièrement disparu, même du côté de la face ; toujours un peu de contracture. Le malade s'affaiblit progressivement jusqu'au moment de sa mort, arrivé à 5 heures et demie du soir ; connaissance jusqu'au dernier moment.

Autopsie. — Le 22 à 8 heures et demie du matin, c'est-à-dire 36 heures après la mort, nous procédons à l'autopsie.

Raideur cadavérique très-prononcée ; membres supérieurs dans la demi-flexion. Sur la partie moyenne de la cuisse droite, nous remarquons une cicatrice ancienne, de la largeur de la paume de la main ; sur la face antérieure de la jambe, de ce côté, autre cicatrice grande comme une pièce de 1 franc. A la face externe, escharre récente allongée. Légère ecchymose à la jambe gauche.

A la tête, (nous ne reviendrons pas sur les caractères de la plaie extérieure), nous observons les lésions suivantes : le cuir chevelu, détaché par une incision circulaire presque complète, passant au niveau de l'oreille droite et de la protubérance occipitale, est rabattu du côté malade. Sa face profonde est ecchymosée dans une grande étendue, autour de la plaie. Plus en avant, autour de la partie supérieure de l'orbite, nous constatons une autre ecchymose, séparée de la précédente par un intervalle de 3c, quelques caillots entre les fibres du muscle temporal gauche. Le crâne est ensuite scié au niveau de la section des téguments. La voûte osseuse nous présente la perforation signalée sur le vivant, avec les particularités suivantes ; elle a 3c 05 dans son plus grand diamètre, l'antéro-postérieur, 3 dans le vertical. Les bords sont inégaux, excepté le supérieur, que nous avions régularisé pendant la vie et qui était taillé en biseau aux dépens de la table externe ; dans tout le reste du pourtour, ils sont taillés aux dépens de la table interne. De l'angle antérieur, part une fissure horizontale, à laquelle viennent aboutir deux autres fissures presque verticales, qui limitent un fragment quadrilatère de 2 à 3c de large et qui ne devient mobile qu'après l'ablation des tissus fibreux ; de la supérieure rayonnent aussi plusieurs félures.

Sous la calotte, nous découvrons la dure-mère avec son ouverture déchiquetée, correspondant à la perforation du pariétal et à peu près du même diamètre qu'elle. Au devant de cette ouverture, existe une nappe de sang coagulé assez adhérente, surtout au niveau des fissures signalées plus haut ; sous le caillot, la dure-mère est saine.

Ceci noté, nous incisons la membrane de chaque côté de la faulx que nous laissons en place. Nous trouvons dans le tissu cellulaire sous-arachnoïdien, surtout dans les replis des circonvolutions, de l'épanchement sanguin formant des caillots plus abondants à gauche et en arrière, mais existant aussi un peu à droite. De ce côté et en avant, un peu d'emphysème du tissu sous-arachnoïdien ; pas d'inflammation des méninges, ni de suppuration.

Nous enlevons actuellement couche par couche la masse encéphalique, en commençant par l'hémisphère gauche. Après avoir coupé 5c environ de substance cérébrale, qui ne présente du reste aucune injection et nous semble plutôt un peu plus consistante, nous arrivons sur la partie ramollie, reconnue pendant la vie. Nous rencontrons là un canal de 3c de diamètre, rempli par une pulpe blanchâtre ou sanguinolente; ce trajet aboutit à la faulx de la dure-mère et à l'incision que nous avions pratiquée sur cette membrane, le jour de l'accident. Nous coupons ensuite de la même façon l'hémisphère droit, nous ne rencontrons aucune lésion jusqu'à la couche correspondante à la partie gauche. Nous constatons alors la fin du canal déjà décrit, qui dépasse la ligne médiane de 1c environ. Tout le trajet ainsi mis à nu a une longueur de 10 à 12c ; il ne renferme ni esquilles ni traces de corps étrangers et se termine en cul-de-sac. Nous continuons nos incisions jusqu'à la base du cerveau sans rencontrer d'autre lésion ; dans les ventricules, très-léger épanchement séreux ; les corps striés, calleux, couches optiques, sont sains ; il en est de même des nerfs qui partent de la base du cerveau. La tente du cervelet est intacte ; le cervelet normal, la protubérance annulaire et la partie supérieure de la mœlle sont saines.

Le cerveau et le cervelet ainsi enlevés, nous examinons avec le plus grand soin la base du crâne ; dure-mère partout intacte, aucune perforation ; prolongement de quelques fêlures décrites à la voûte, pas d'épanchement sanguin. Rien à l'orifice du canal vertébral non plus que daus les orbites, les fosses nasales, les conduits auditifs. Quelques adhérences des plévres. Rien d'anormal dans l'abdomen et la poitrine.

Remarques. — Cette observation nous paraît se prêter à des considérations de plusieurs ordres : physiologiques, chirurgicales et médico-légales.

1° Au point de vue physiologique, un premier fait doit nous frapper, c'est la persistance pendant 72 heures de la vie, et bien plus, de presque toutes les fonctions de relation. C'est ainsi que l'intelligence, quoique amoindrie, a été conservée pour ainsi dire jusqu'à la dernière heure ; on n'en peut douter car le malade à constamment répondu à nos questions, ou par geste ou par des paroles plus ou moins distinctes. Une circonstance va nous prouver que la mémoire n'était pas non plus abolie ; en effet, notre infirmier qui comme Mathieu avait servi en Afrique, lui ayant dit quelques mots arabes, il prouva bien, par ses réponses, qu'il les avait compris. Notons aussi la marche singulière de cette paralysie croisée; nulle quelques heures après l'accident, elle ne devint manifeste que le second jour, et occupa toute la partie latérale droite du corps. Elle abolit à la fois la sensibilité et la mobilité. La 3me paire ne fut pas atteinte ; l'ouïe et la vue ne furent nullement altérées. Au pharynx et à la langue, il y avait hémiplégie bien marquée. Lorsque le premier jour nous fîmes de vains efforts pour tirer quelques paroles du blessé, qui accusait cependant de la connaissance, nous avions pensé que la lésion du lobe antérieur avait aboli cette fonction ; mais il n'en fut rien, puisque le lendemain l'aphasie avait disparu. Les mouvements du cerveau étaient très-sensibles ; nous avons facilement constaté leurs rapports avec la circulation, mais non avec les mouvements respratoires ; enfin, notons l'inertie vésicale et la présence du sucre dans l'urine.

2° Au point de vue chirurgical, une première question devait tout d'abord être posée ; la balle avait elle pénétré dans le cerveau ? La pénétration dans la masse encéphalique ne me paraissait pas douteuse avec une lésion de cette profondeur ; d'un autre côté, ne trouvant aucun orifice de sortie, j'étais en droit de supposer le projectile dans le tissu du cerveau : mais il n'en était rien et mes recherches nécroscopiques furent aussi infructueuses que sur le vivant. A propos de l'exploration pratiquée avec le doigt, il est inutile d'observer que les dimensions de la plaie le laissaient pénétrer sans aucune pression ni déchirure. La petite incision opérée sur la faulx de la dure-mère n'était certes pas bien régulière, mais je crois qu'elle fût venue à l'esprit de tout chirurgien en cette circonstance ; complétement dénudée et tendue, la faulx arrêtait mon index, et le désir très-légitime d'extraire la balle que je croyais déviée, l'emporta sur le léger danger de ce petit débridement qui devait entraîner la section du sinus longitudinal inférieur, complication presque imperceptible au milieu de semblables désordres ; comme on l'a vu, si l'exploration en devint plus facile, elle n'en eût pas de meilleur résultat sous le rapport du diagnostic. Même réflexion s'applique à la résection du bord supérieur de la fracture. Quoiqu'il en soit, et malgré le peu de succès de nos investigations, notre diagnostic fut que la balle après avoir traversé le côté gauche, était venue se loger dans le côté droit et peut-être dans la région frontale où le malade localisait constamment sa douleur. Nous n'avons pas besoin de dire que nous fûmes bien désappointé à l'autopsie, nous reviendrons sur ce sujet à propos de nos considérations médico-légales.

Nous pouvions attendre bien peu de chose du traitement avec une semblable blessure ; il se résume en irrigations froides, saignée, purgatifs, révulsifs cutanés.

3° Au point de vue médico-légal la blessure de Mathieu due à un accident ou à un crime, donna lieu à une instruction judiciaire et nous fûmes chargé par le parquet de l'expertise. Dans son ordonnance, M. le juge d'instruction nous demandait d'éclairer par l'autopsie les questions suivantes :

1° Déterminer les causes de la mort ;

2° Préciser si la blessure a été faite par une arme à feu;

3° Si le projectile, en cas d'affirmative, a été lancé derrière la tête, sur le côté ou sur le devant.

Notre rapport rappela les faits observés chez le blessé

pendant son séjour à l'hôpital, puis l'examen nécroscopique détaillé, que nous fîmes suivre des réflexions et conclusions reproduites ci-dessous :

Première question. Un premier point est hors de doute, c'est que la blessure reçue par Mathieu a occasionné la mort ; celle-ci ne doit être attribuée ni à l'hémorrhagie qui a été très-modérée, ni à l'inflammation de la masse encéphalique, qui n'a pas eu le temps de se développer, ni à la paralysie, qui a été fugace. Elle a été déterminée par l'ébranlement nerveux, succédant à la lésion d'un organe aussi important que le cerveau.

Deuxième question. La blessure a-t-elle été produite par une arme à feu.

A. La seule preuve incontestable qu'une plaie a été produite par une arme à feu, c'est la présence, dans les tissus, du projectile, balle, plombs, bourre etc. Nous n'avons dans l'espèce rien rencontré de pareil.

B. Une grande probabilité pour qu'on ait affaire à une plaie de ce genre, c'est qu'il y ait un orifice d'entrée et un de sortie. Ici encore, rien de semblable.

C. Une balle peut avoir entraîné devant elle sans la déchirer, une partie du vêtement du malade, et au moment où est enlevé ce vêtement être tirée au dehors.

D'après tous les renseignements, ce fait n'a pas été observé ; en outre, l'état de la casquette portée par le blessé et dont nous parlerons plus loin, contredirait cette opinion.

D. La balle pourrait avoir pénétré dans le crâne et la substance cérébrale, et avoir éte extraite par les deux médecins appelés à donner les premiers soins. Or, leurs affirmations sont formelles ; l'un d'eux n'a pas touché la plaie, l'autre a fait pénétrer son doigt sans aucun effort, n'a rencontré que des esquilles et s'est abstenu d'autre manœuvre.

E. La balle a pu seulement effleurer comme une tangente, la surface convexe du crâne, de manière à fracturer le pariétal sans entrer dans la cavité. L'examen de la coiffure que portait Mathieu a pu faire naître cette hypothèse. En effet, elle présentait deux solutions de continuité, une postérieure presque circulaire, de la grandeur d'une pièce de 1 franc, à bords déchiquetés, mais sans perte de substance ; l'autre antérieure, à 10^{cm} de la précédente, assez semblable à elle en avant, mais se prolongeant en arrière par une véritable décousure. Cet examen, disons-le, ne peut être d'un grand secours, parce qu'il ne nous a été donné d'avoir en mains cette casquette, qu'après un lavage où ces déchirures ont pu être produites ou tout au moins augmentées. En admettant même les soupçons tirés de cet examen, comment comprendre qu'une balle tirée assez obliquement pour ne pas pénétrer dans le crâne, ait pu déterminer un orifice circulaire avec propulsion des esquilles dans l'intérieur du cerveau? qu'un canal de 8 à 10^{cm}, aussi nettement dessiné que nous l'avons dit, ait pu être produit dans la masse cérébrale sans introduction du projectile? Comment comprendre ce canal perpendiculaire à la direction de ce corps étranger? Force nous est donc encore de rejeter cette opinion.

F. La balle a perforé le crâne, pénétré dans la substance cérébrale, et dans un mouvement brusque du blessé, sa chute de cheval par exemple, elle a pu sortir de ce canal si large, plein d'une bouillie semi-liquide, et s'est égarée sur la route. De toutes les hypothèses que nous avons présentées, celle-ci nous paraît la plus admissible.

Troisième question. Le projectile a-t-il été lancé derrière la tête, sur le côté ou sur le devant? N'ayant pu répondre d'une manière décisive à la seconde question, nous ne pouvons le faire à celle-ci qu'avec un point de doute. Nous dirons cependant que pour nous, la cause vulnérante à agi de côté et un peu obliquement d'avant en arrière, par rapport à la tête, bien entendu. Nous basons notre opinion sur la direction de la plaie extérieure, de la perforation du crâne et de celle du cerveau.

En résumé, de l'examen du blessé pendant la vie et du résultat de l'autopsie, nous croyons ne pouvoir tirer que les conclusions suivantes :

1° La mort du sieur Mathieu est due à une fracture du crâne compliquée de plaie contuse du cerveau ;

2° Ces lésions peuvent être attribuées à un projectile lancé par une arme à feu.

3° Dans ce cas, le projectile aurait été lancé sur le côté gauche du crâne, dans une direction légérement oblique d'avant en arrière et presque horizontalement.

Telles furent nos conclusions, elle ne laissaient pas que d'être assez vagues, mais nous croyons qu'il eût été imprudent d'être plus affirmatif. Nous avouons que l'hypothèse admise par nous comme la plus probable, est loin de nous satisfaire complétement, mais nous n'en avons pas trouvé d'autre plus applicable à notre cas.

Dans l'espèce, la détermination de la direction de l'arme avait aussi une grande importance. Il était presque certain que les douaniers avaient tiré de derrière, ce qui paraissait en contradiction avec notre dernière conclusion. Mais cela n'est qu'apparent, car il est très-rationnel d'admettre que le contrebandier, presque couché sur le col de son cheval, aura par un mouvement presque instinctif, retourné la tête en arrière au moment où le coup partait.

MAXILLAIRE INFÉRIEUR

Trois cas ont été observés.

Obs. 2. — *Fracture du maxillaire inférieur, de l'os malaire, de côte. — Plaie très-étendue de la face. — Luxation incomplète de l'extrémité interne de la clavicule. — Guérison.*

Manet, Rosine, 29 ans, est renversée le 29 octobre 1861, dans la soirée, par une voiture dont la roue lui passe sur la face et le côté gauche du tronc. Elle à déterminé une vaste plaie, partant de la pointe du nez, remontant jusqu'à l'angle interne de l'œil, contournant la paupière inférieure, suivant l'apophyse zygomatique, pour aller rejoindre l'extrémité supérieure du pavillon de l'oreille gauche.

Ce large lambeau a été réuni par le médecin qui vit la malade au moment de l'accident, au moyen de la suture entrecoupée. Outre la lésion précédente, nous constatons une fracture double du maxillaire inférieur ; une première solution de continuité existe sur la ligne médiane, une seconde au côté gauche, entre la 1re et la 2me molaire ; la muqueuse est déchirée. Le fragment central est repoussé jusqu'au milieu du plancher buccal, entraîné en arrière et en bas par les muscles géniens et sus-hyoïdiens; le fragment externe est au contraire attiré en haut par les masséters, ptérygoïdien interne et temporal. La crépitation est facile à constater ; elle est perçue par l'oreille de la malade.

Ces lésions ne sont pas les seules ; il existe de plus une fracture de la 5me côte gauche à sa partie moyenne, et une luxation incomplète de l'extrémité interne de la clavicule. La malade n'a perdu que peu de sang. Après avoir eu une syncope d'assez longue durée, elle est revenue à elle, et aujourd'hui elle est dans un état satisfaisant. Nous avions d'abord à nous occuper du maxillaire inférieur ; après avoir réduit, nous fixons le fragment moyen aux dents voisines, au moyen d'un fil d'argent, et nous appliquons une fronde du menton. Nous ne touchons pas bien entendu à la suture de la veille que nous aurions préféré entortillée. Un bandage de corps remédie à la fracture de côte. Quant à la luxation de la clavicule, nous la réduisons facilement, mais elle se reproduit immédiatement ;

comme cela est ici d'une importance secondaire, nous n'appliquons aucun bandage spécial.

Les jours suivants, la malade a à peine de fièvre ; dès le lendemain de l'accident, elle prend des bouillons et des potages.

Le 5 novembre, la suppuration est établie ; le doigt constate un décollement considérable de la joue jusqu'au bord inférieur de l'orbite ; il y a là quelques clapiers contenant un pus fétide, on y pratique des injections chlorurées. Les points de suture sont enlevés ; la réunion a eu lieu partout par première intention; un peu de pus s'écoule du condnit auditif.

Les jours suivants, la suppuration par la bouche reste aussi abondante, mais moins fétide.

Le 23 novembre, toutes les plaies sont cicatrisées, mais on remarque sur le côté droit de la mâchoire, une collection purulente, elle est immédiatement ouverte, on constate alors une dénudation étendue du bord inférieur, mais sans fracture. La joue gauche reste toujours tuméfiée et indurée, ce qui nous fait penser à une lésion de l'os malaire.

Le 28, à l'angle externe du sourcil, la plaie s'est rouverte et lorsqu'on comprime la région malaire, il en sort du pus ; nous faisons une incision à la partie la plus déclive de l'abcès, et nous constatons une dénudation du malaire.

Le 16 décembre, le pus entraîne un petit séquestre de la dimension d'une pièce de un franc.

Malgré cela, le gonflement persiste ; avec le stylet, on reconnaît, le 20, un nouveau séquestre; l'ouverture est agrandie, et le 30 nous l'extrayons sans difficulté. Un troisième se détache quelques jours après.

Pendant le mois de janvier, la malade reprend des forces, et voici son état au 3 février :

L'incision malaire suppure toujours ; le stylet y sent encore un point nécrosé ; la mâchoire inférieure est bien consolidée ; les fils métalliques ont été enlevés à la fin de novembre. Le séquestre signalé sur le bord inférieur n'est pas mobile. La fracture de côte est consolidée ; l'extrémité interne de la clavicule fait une légère saillie, malgré cela, les mouvements du bras sont peu gênés. La malade demande à retourner dans son pays pour achever sa convalescence. Nous la revoyons à plusieurs reprises dans le courant de l'année 1862, à la fin de laquelle toutes les plaies s'étaient cicatrisées après élimination des séquestres.

Obs. 3. — *Fracture du maxillaire inférieur. — Paralysie faciale.*

Trouvé Lievin, 53 ans, domestique de ferme, tombe, le 30 septembre 1861, de la fenêtre d'un grenier ; on le relève immédiatement et on l'amène dans le service où je le visite peu après. Il est dans un côma profond ; légère plaie contuse du front, ecchymoses des paupières inférieures ; pas d'écoulement séreux ou sanguin par les oreilles, fracture verticale du maxillaire inférieur, au devant de l'insertion du masséter droit ; la crépitation est facilement perçue ; déplacement peu prononcé. Paralysie faciale du même côté, qui se manifeste par la déviation de la commissure labiale, l'écoulement de la salive, l'immobilité de la paupière, etc ; pas de paralysie des membres La cause de cette hémiplégie faciale peut difficilement être rapportée à la fracture, car dans ce cas, elle ne serait étendue qu'aux parties animées par les rameaux les plus inférieurs du nerf. Elle était plutôt due à la commotion cérébrale.

La première indication, était de combattre cette dernière, contre laquelle je prescris une saignée. L'absence de dents nous empêche de fixer les fragments au moyen d'un fil d'argent, aussi recourons-nous à l'appareil de M. Bouisson, se composant d'une calotte ou portion céphalique, à laquelle s'adapte une fronde mentonnière.

Le lendemain, notre malade commence à recouvrer sa connaissance, mais il est pris d'accès de fièvre assez intenses pour nous faire craindre quelque lésion cérébrale profonde. Le sulfate de quinine est administré à la dose de 0,75 centigr. en lavement à cause de la difficulté de déglutition. Sous l'influence de ce traitement, la fièvre disparaît après le 3me accès.

Le 5 octobre, le malade était dans un état satisfaisant, et nous demandait à manger ; les symptômes de paralysie faciale tendaient à diminuer. Le malade n'avait pas prétendu conserver sa fronde, aussi à la fin du mois n'y avait il pas trace de consolidation.

Le 1er novembre, nous constatons un abcès sur le bord inférieur du maxillaire ; nous l'ouvrons le lendemain ; il en sort un pus bien lié ; l'os est dénudé.

A la fin de novembre, il y a commencement de consolidation qui se complète le mois suivant. Les symptômes d'hémiplégie ont disparu.

Le 4 janvier 1862, le malade est tout-à-fait remis, l'abcès seul suppure encore un peu. Le malade demande sa sortie. Nous l'avons revu depuis et nous avons appris que la plaie avait coulé pendant plusieurs mois encore, et qu'elle ne s'était fermée qu'après l'issue d'une esquille.

Un troisième cas s'est présenté comme lésion secondaire chez un amputé du bras, que nous retrouverons à l'article amputations (Obs. 89).

COLONNE VERTÉBRALE.

Nous avons traité deux cas de fracture de la colonne vertébrale ; l'un s'est terminé par la guérison, l'autre par la mort.

Obs. 4. — Vallet, Jean-Marie, 24 ans, ramoneur, était occupé le 1er août 1864, à démolir une grande cheminée de fabrique, lorsque celle-ci s'écroula sur lui et son compagnon. Aussitôt qu'ils furent dégagés des décombres, on les transporta dans notre service. Voici ce que je constate chez Vallet : si je suis de bas en haut la série des apophyses épineuses, je rencontre au niveau de la 12me dorsale une dépression très-prononcée, et de chaque côté deux éminences : la gauche plus saillante sous la peau, mais à surface régulière, la droite plus aiguë et plus inégale; la douleur que détermine la pression est assez vive ; pas d'autre lésion le long de la colonne. Il n'y a pas de contusion de la peau, ni d'ecchymose; le malade urine. Rien dans les membres inférieurs.

Le lendemain, il n'y a eu ni frissons ni vomissements, il a peu souffert, à part, quelques douleurs vagues le long des deux membres inférieurs; un peu de difficulté à lever le gauche. six ventouses scarifiées le long de la colonne dorso-lombaire.

Le 3, la difficulté à mouvoir le membre gauche a augmenté; la sensibilité y est conservée. Rien au membre droit. La vessie se vide incomplètement. six ventouses scarifiées.

Le 6, la paralysie des membres inférieurs et de la vessie est complète ; il n'avait pas été à la garderobe depuis son entrée; hier je lui ai prescrit du sené qui a provoqué des selles abondantes. Rien aux membres supérieurs ; pouls à 60 bien développé; pas de céphalalgie, ni de vomissements. On pratique le cathétérisme sans laisser de sonde à demeure.

Le 10 août. Etat stationnaire.

Le 22 août. Depuis deux ou trois jours, les mouvements reparaissent dans le pied droit ; la sensibilité persiste des deux côtés ; il urine sans sonde, mais les envies sont très-fréquentes; selles tous les deux jours. Au niveau de la fracture persiste un peu de douleur à la pression ; l'appétit reparaît. Le malade a pu se retourner de lui-même sur son côté gauche.

Le 9 septembre. L'état général est très-bon ; les mouvements du pied sont plus prononcés ; la vessie fonctionne bien. On sent l'apophyse épineuse consolidée un peu vicieusement, sur le côté gauche de la ligne médiane et à sa place normale une dépression très-sensible. Je commence les électrisations.

Le 16 septembre. Les contractions reparaissent dans les deux membres, plus lentement à gauche.

Le 5 octobre. Les électrisations ont été pratiquées tous les deuxjours ; le membre droit est revenu à l'état normal ; à gauche, les extenseurs des orteils conservent encore une légère faiblesse. Le siége de la fracture est un peu douloureux à la pression.

Vallet se lève le 12 pour la première fois.

Le 18, il commence à marcher soutenu par l'infirmier.

Le 25, il se tient assis une partie de la journée, et marche appuyé sur une canne.

L'amélioration se prononce de plus en plus pendant le mois de novembre, et le malade peut nous quitter le 11 décembre.

REMARQUES. — Cette observation nous paraît se prêter à quelques considérations. Sous le rapport de l'étiologie, l'absence de lésion des tissus mous, d'ecchymose, doit nous faire admettre que la fracture a été produite par une cause indirecte, c'est-à-dire par la flexion forcée du tronc sous l'influence d'un poids énorme.

Le diagnostic n'était guère difficile à établir; l'apophyse épineuse était détachée à son union avec les lames vertébrales et reportée sur le côté gauche. La terminaison mérite surtout de nous arrêter à cause de sa rareté. En compulsant divers recueils, nous n'avons rencontré que bien peu de cas de guérison. Nous citerons entr'autres celui du Dr Birkett (Un. méd. 1858) ; la fracture avait aussi son siége à la 12me dorsale ; la cause avait été directe ; le malade guérit après trois mois et demi.

Nous savons la grande différence de gravité entre la solution de continuité du corps et celle des apophyses épineuses, mais dans l'espèce, on ne peut pourtant nier des désordres du côté de la moëlle. Comment expliquerons-nous ici les symptômes de paralysie qui ne se sont développés, ne l'oublions pas, que le 2me jour ? Ils ne peuvent être attribués à la commotion, car dans cette hypothèse ils eussent été instantanés. Il en eût été de même pour une compression produite par un fragment déplacé, ou pour une déchirure de la moëlle. ces deux lésions ayant du reste des effets bien plus durables. Il nous semble rationnel d'admettre un épanchement sanguin ou séreux, dans le canal médullaire, arrivé seulement le second jour à un degré suffisant pour comprimer la moelle, puis cet épanchement s'est resorbé graduellement en même temps que reparaissait la motilité. Notre traitement a-t-il beaucoup contribué à ce résultat? Nous croyons bien que l'électricité a un peu hâté la guérison, mais les seules forces de la nature l'eussent certainement amenée dans un temps plus ou moins éloigné.

Nous avons été moins heureux dans le cas suivant :

Obs. 5. — Glacé, Pierre-Joseph, fort garçon de 25 ans, était monté sur le siége de son train de brasseur, le 10 mai 1864, lorsque passant sous une voûte très-basse, il baissa fortement la tête; mais en même temps il faisait saillir la région dorsale qui fut arrêtée par une poutre affaissée, et notre malade fut renversé sur sa voiture. Il ne put se relever seul; on le conduisit aussitôt à l'Hôtel-Dieu. Je le vis peu après, et je constatais une fracture de la 11me dorsale ; par le toucher pratiqué avec prudence, on détermine de la crépitation et une vive douleur; la peau est fortement contuse et excoriée ; il y a une paralysie complète des membres inférieurs; la vessie et le rectum sont inertes. Cathétérisme. Ces symptômes restèrent stationnaires jusqu'à la fin du mois ; à cette époque, il commença à se plaindre de petits accès de fièvre.

Le 15 juin, on remarque une escarre au sacrum ; douleurs très-vives dans les jambes, sans retour de la motilité. Electrisations. Dans le courant de juillet, l'escarre bien que pansée avec soin prit des proportions effrayantes ; le sacrum se dénuda entièrement ; à la constipation succéda une diarrhée continue ; parfois des vomissements. Pendant quelques jours l'escarre parut se réparer ; mais le marasme fit des progrès et le malade s'éteignit le 1er août.

L'autopsie ne put être faite.

Remarques. — Cette fracture a eu une marche bien différente de la précédente. La cause en avait, il est vrai, été directe et la lésion plus profonde ; il n'est pas douteux que la moelle n'ait été comprimée ou dilacérée par quelque fragment de vertèbre, ce qui avait amené une paralysie immédiate qui a résisté aux électrisations. Les doulours vives, ressenties par notre malade, furent sans doute le symptôme d'une myélite. Enfin les escarres vinrent comme c'est la règle hâter la fin de ce malheureux après trois mois de souffrances.

BASSIN

Les deux seuls cas de fracture du bassin observés par nous, se sont terminés par la guérison.

Obs. 6. — Cotta, 18 ans, ramoneur, compagnon de Vallet (Obs. 4.), entre comme lui aussitôt après l'accident. Il présente une ecchymose très-étendue de la partie supérieure de la fesse avec empâtement de cette région. En saisissant le bord supérieur de l'os iliaque, on détermine une crépitation très-sensible ; il en est de même lorsqu'on comprime au dehors la région fessière ; la mobilité des fragments est très-prononcée. On perçoit aussi ces deux signes, lorsqu'on imprime des mouvements à la cuisse. Les mouvements spontanés sont possibles, quoique limités ; il n'y a pas de raccourcissement du membre; légère dysurie ; pouls petit, fréquent. Nous diagnostiquons une fracture de l'os iliaque droit. Le traitement n'avait pas ici à combattre de déplacement, mais il devait surtout consister à prévenir l'inflammation et la suppuration autour de l'os. Dans ce but, nous prescrivons 15 sangsues, frictions mercurielles belladonées.

Le 3 ; le malade va bien ; il a reposé, la fosse iliaque est plus douloureuse et surtout plus tendue ; l'urine est normale ; le pouls est plus fort et moins fréquent ; un peu d'appétit, quelques potages.

Le 6 août. Tension considérable tout le long de la crête iliaque droite et du pubis ; le toucher est très-douloureux, il détermine encore de la crépitation, mais moins nettement. Pouls à 75. Hier nous avons prescrit le calomel à doses fractionnées, il y a eu plusieurs selles.

Le 10, l'engorgement diminue ; légère douleur à la pression au niveau de l'insertion trochantérienne du psoasiliaque ; pas d'induration ou de fluctuation en ce point ; plus de fièvre, appétit.

Le 22. Amélioration ; le malade se remue dans son lit, pas d'empâtement ; plus de crépitation ; la vessie et le rectum fonctionnent bien.

Le 30 août. Il essaye de se lever, il marche un peu.

Le 2 septembre ; léger embarras gastrique qui cède à un purgatif.

Le 10 ; tout engorgement a disparu ; on constate un enfoncement de l'os iliaque, la marche est facile, il sort.

Obs. 7. — Dervaux, Jean-Baptiste, 42 ans, était monté le 6 juillet 1865, sur un cheval très-ardent, lorsque celui-ci se cabra, renversa son cavalier et s'affaissa sur lui. Il fut impossible au malade de se relever sans aide, et on l'amena à l'Hôtel-Dieu. Voici ce que nous constatons le lendemain à la visite : la fesse droite est le siége d'une violente contusion ; le grand trochanter a conservé ses rapports avec l'épine iliaque ; le membre est un peu fléchi, la pointe du pied n'est pas déviée en dehors ; le malade peut soulever le membre sans aide. Dans l'aine nous ne rencontrons pas de tumeur ; lorsqu'on engage le malade à se mettre sur son côté gauche, il fait de vains efforts pour y arriver. Après qu'on l'a placé dans cette position, on constate à la partie postérieure de la fosse iliaque, une saillie osseuse ; lorsqu'on comprime, on produit de la crépitation ; mais celle-ci devient surtout sensible, lorsque déprimant les parois du ventre, je saisis la crête iliaque et lui imprime des mouvements ; cette manœuvre fait en même temps disparaître la tumeur osseuse : pas d'urine depuis l'accident. D'après cet examen, quel diagnostic doit-on porter ? La crépitation peut faire affirmer qu'on a affaire à une fracture, et non à une luxation. Du reste la facilité de réduction et la reproduction immédiate du déplacement, éloignerait encore l'idée de cette dernière lésion. Nous croyons donc à une fracture de l'os iliaque droit. Aucun appareil n'est appliqué ; nous recommandons seulement au malade d'éviter les mouvements.

Cette lésion ne détermina aucun symptôme général. L'urine reparut le surlendemain.

Le 22 juillet, il commence à faire quelques légers mouvements dans son lit.

Le 4 août, il peut s'asseoir.

Le 6, il commence à marcher avec des béquilles ;

La région fessière n'est plus douloureuse ; on sent bien le cal.

Le 23 août, il marche facilement sans canne et demande sa sortie.

Remarques. — Ces deux observations présentent des différences et des analogies. Nos deux malades ont eu le bonheur de guérir, l'un nous quittait 40 jours après l'accident, l'autre 47 jours. Dans les deux cas, le diagnostic n'a pas présenté de grandes difficultés ; chez Dervaut, cependant, le siége de la tumeur nous avait fait songer à une luxation de l'articulation sacro-iliaque ; mais l'absence des désordres considérables qui accompagnent communément cette lésion, la facilité de réduction et la crépitation qu'elle déterminait ne nous laissèrent pas longtemps dans le doute. Pour ce malade, nous n'avons jamais redouté de terminaison bien fâcheuse, il n'en fut pas de même chez le ramoneur, et le traitement antiphlogistique a certainement contribué à prévenir autour de l'os fracturé une suppuration presque constamment mortelle.

STERNUM

Dans deux cas, cet os était fracturé, ce que nous démontra l'autopsie, car chaque fois d'autres lésions plus graves avaient entraîné la mort.

Obs. 8. — Detourné, Jean-Baptiste, 43 ans, le 6 juillet 1863 se précipite d'une fenêtre élevée ; la tête porte sur le pavé, il est amené dans le service dans un état de surexcitation extrême. Dans la nuit, survient un délire très-violent. Le lendemain, le respiration est stertoreuse, le pouls lent, irrégulier, peu développé ; pas de paralysie des extrémités, ni de la vesssie ; il tombe bientôt dans le côma et succombe le 8 au matin.

AUTOPSIE. — Nous trouvons dans le crâne un épanchement sanguin entre la dure-mère et la base du crâne, siégeant des deux côtés, mais surtout à gauche ; pas de fracture ; rien dans les ventricules.

Au sternum, solution de continuité transversale, taillée en biseau, aux dépens de la face interne ; il y a un peu de sang épanché autour de la fracture, qui occupe la partie moyenne de la seconde pièce de l'os, pas de déplacement.

Nous n'avons pas conservé de note sur l'autre cas.

COTES

Fractures multiples de côtes, des jambes. — Mort. — Autopsie.

OBS. 9. — Foucaut, Henri, 62 ans, gendarme retraité, se précipite le 10 mars 65, d'un troisième étage. Il rencontre dans sa chute une enseigne saillante, sur laquelle porte le thorax, et de là, retombe sur le pavé. On l'apporte à l'Hôtel-Dieu dans l'état suivant :

Stupeur profonde ; des désordres très-nombreux existent au thorax et aux deux jambes. A la poitrine, on sent à gauche un grand nombre de fractures de côtes, dont une avec un grand déplacement ; l'extrémité antérieure de la 3me paraît luxée sur le sternum.

A droite, fractures aussi nombreuses ; la moindre pression, le plus léger mouvement donnent lieu à une crépitation qui rappelle exactement le sac de noix.

On sent bien les battements du cœur ; l'auscultation est très-difficile à cause de la douleur.

A la jambe droite, le tibia a été fracturé à quelques centimètres de l'articulation tibio-tarsienne ; le fragment supérieur a pénétré la jointure et est venu déchirer la peau ; la malléole interne est détachée, l'externe à conservé ses rapports; écoulement très-abondant de sang mêlé de synovie.

A la jambe gauche, les lésions sont les mêmes. Petite plaie contuse au cuir chevelu.

Le malade est dans un tel état de stupeur que nous voyant examiner ses jambes, il nous demande s'il y a quelque plaie ; le pouls est à 80, mou, dépressible, un peu irrégulier.

Devant de pareils désordres, il nous sembla prudent de nous abstenir de toute opération du côté des membres, bien que l'amputation fût indiquée des deux côtés ; un simple bandage de corps est appliqué, les fractures sont réduites, et les membres placés mollement dans des gouttières et recouverts de compresses froides. A l'intérieur, des calmants et un peu de bouillon froid.

Les jours suivants, le malade reste dans le même état sans réaction générale ou locale.

Le 13, je note que la langue devient sèche, rapeuse, le pouls est un peu plus fréquent, pas de chaleur à la peau. Aucune tuméfaction des membres.

Le 14, le pouls est à 120, petit, misérable. Le 15, l'agonie commence dès le matin et il s'éteint dans l'après-midi.

AUTOPSIE. — Poitrine. Côté gauche ; à la 3me côte, deux fractures, l'une dans l'articulation sternale ossifiée, l'autre à 5cm du sternum ;

A la 4me, 3 fractures, une dans la jointure, l'autre à 6cm du sternum, la 3me à 10cm de la vertèbre. Aux 5me et 6me côtes, une seule fracture au même niveau que cette dernière ;

Côté gauche. 3me côte, une fracture près du sternum. 4me côte, première fracture au niveau de la jointure, deuxième à 10 cm de celle-ci.

5me côte, fracture à l'angle. Ces deux dernières incomplètes aux dépens de la table interne. Rien au sternum.

Quelques adhérences anciennes des plèvres ; pas de liquide; poumons sains, rien au cœur et au péricarde.

Jambe droite. Fracture du péroné au niveau de l'articulation supérieure, le reste de l'os intact. Tibia fracturé dans la jointure ; le fragment supérieur a fait éclater la partie postérieure de l'astragale et est venu pénétrer le calunéum.

Jambe gauche. Le péroné est fracturé à 10cm de son articulation supérieure ; les lésions du tibia et de l'astragale sont absolument les mêmes que celles du côté opposé.

Rien au cerveau ni dans les viscères abdominaux.

Remarques. — Ce malade nous a présenté presque toutes les formes des fractures de côtes ; complètes, incomplètes occupant l'angle postérieur, la partie moyenne, le cartilage ossifié etc.. Il est remarquable qu'au milieu de ces désordres de la paroi thoracique, le cœur ou les poumons n'aient pas été atteints. Quant à la cause de la mort, c'est plutôt à la multiplicité des lésions qu'à leur gravité, et aussi à la stupeur consécutive que l'on doit attribuer cette fin rapide.

Parmi les huit autres cas de fractures costales qu'il nous a été donné d'observer, un seul a succombé ; comme le précédent, c'était le résultat d'un suicide ; le blessé n'a survécu qu'une heure. L'autopsie n'a pu être faite. Les autres étaient par eux-mêmes d'une médiocre gravité. Nous avons déjà cité celui de la fille Manet (Obs. 1). Nous avons toujours employé le bandage de corps simple ou l'élastique, qui se fixe mieux.

Dans la plupart des cas, le siége de la fracture était au niveau de la partie moyenne ; dans un seul elle siégeait à la partie postérieure ; c'était à la 5me au niveau du bord spinal de l'omoplate ; la crépitation y était très-distincte et il y avait une tendance très-marquée du fragment interne à se déplacer en dehors. La cause en avait été directe. La moyenne du temps de séjour des fractures non compliquées fut de 27 journées.

Il est une complication qui pourrait à première vue faire admettre un pronostic plus grave, si l'on n'y portait une grande attention ; nous voulons parler des accès d'asthme concomitants, que nous avons observés deux fois, dont l'une chez le malade suivant :

Obs. 10. — Morino, François, 54 ans, jardinier, entre le 31 juillet 1864. Cet homme, à la mine maladive, est tombé de son échelle et accuse une vive douleur dans le côté gauche. Il est facile de reconnaître une fracture des 5me et 6me côtes à leur partie moyenne. Il existe de plus une dyspnée intense, qui nous fait croire à une lésion du poumon ; mais lorsqu'à l'auscultation nous eûmes constaté des râles muqueux et sibilants dans les deux côtés de la poitrine, nous rejetâmes ce premier diagnostic, le malade reconnaissant lui-même qu'il était asthmatique. De nouveaux accès se présentèrent les jours suivants, et le malade quoique non guéri voulut nous quitter le 17 août.

CLAVICULE

Nous avons eu à traiter dix cas de fractures de la clavicule, huit chez des hommes, deux chez des femmes.

Six avaient leur siége à la partie moyenne de l'os, avec le déplacement ordinaire, c'est-à-dire le fragment interne faisant saillie sous la peau, l'externe formant avec lui un angle obtus ouvert en bas. Le seul bandage appliqué a été l'écharpe de Mayor, avec ou sans coussin sous l'aisselle. La moyenne du séjour a été de 42 jours. Chez un de ces malades il y avait une complication de fractures de côtes. Toutes avaient été déterminées par des causes indirectes, chute sur la paume de la main ou sur le moignon de l'épaule ; chez tous les malades nous avons facilement obtenu la consolidation, mais toujours avec une difformité.

Un blessé nous raconta avoir déjà éprouvé le même accident et au même point, six mois auparavant, et que la fracture s'était bien consolidée. Il ne voulut pas attendre sa guérison et nous quitta après dix-sept jours de traitement.

Dans trois cas, il y avait fracture transversale de l'extrémité externe dans la portion comprise entre l'apophyse coracoïde et l'acromion. Voici l'une de ces observations :

Obs. 11. — Rose Lefebvre, 70 ans, fait le 15 décembre 1863, une chute sur l'épaule gauche, et est envoyée à l'hôpital pour une luxation de l'extrémité externe. En promenant les doigts de dehors en dedans, on détermine une vive douleur à 1cm et demi de l'acromion ; par les mouvements imprimés au bras on produit une crépitation évidente et pour le malade et pour le chirurgien ; il y a à peine de déplacement. La mensuration nous fait constater une différence sensible avec la clavicule opposée ; pas de lésion de la peau ; mouvements d'abduction difficiles. Nous appliquons l'écharpe de Mayor.

Le 25 janvier on enlève tout bandage ; pas de difformité, mais une certaine gêne dans les mouvements.

Dans les premiers jours de février, au moment où elle allait sortir, elle est prise d'une congestion pulmonaire, qui ne lui permet de nous quitter que le 28 février. Les mouvements du bras sont presque entièrement revenus.

Un autre cas nous fut adressé comme une luxation de l'épaule, l'erreur fut facile à reconnaître.

La moyenne de séjour de cette seconde catégorie fut de trente jours, en considérant Rose Lefebvre comme guérie de la fracture au 1er février.

HUMÉRUS

Les fractures du bras, en défalquant celles (Obs. 4) qui ont nécessité l'amputation, n'ont pas été nombreuses. Nous avons noté deux fractures du col, trois de l'extrémité inférieure et une ou plutôt deux du corps, car le même malade portait la même lésion aux deux bras. Voici ce fait :

Obs. 12. — Lecat, 52 ans, conducteur d'omnibus, est précipité de son siége le 29 août 1862, au moment où il passait sous une longue porte cochère. Lorsque nous arrivons près de lui quelques minutes après l'accident, nous constatons une fracture de chaque humérus, de chaque côté un peu au-dessous de l'insertion deltoïdienne. Il explique l'accident de la façon suivante : en tombant, son bras gauche est venu se briser contre l'angle d'une muraille, en même temps que la roue de derrière passait sur l'autre membre. L'absence de contusion violente des tissus à l'un ou l'autre bras, nous fait écarter cette étiologie du moins pour le droit, et nous admettrions plutôt que les deux se sont fracturés indirectement. Les fractures sont transversales, sans déplacement prononcé. Nous employons de chaque côté le bandage ordinaire à attelles.

Le 1er septembre, nous examinons les deux membres, il n'y a pas de gonflement ; nous appliquons un bandage dextriné.

Le 29, on enlève les appareils. Du côté droit il y a une légère déformation ; cela a tenu à ce que le bandage gênant un peu sous l'aisselle a été trop dégagé en ce point. Phlyctène sur l'épitrochlée ; elle se guérit en quelques jours, et le malade sort le 3 octobre parfaitement guéri.

Nous avons soigné deux fractures du col, l'une chez une femme de 50 ans, tombée sur le coude, l'autre chez un homme de 56 ans. Citons ce dernier fait :

Obs. 13. — Dhéret, Pierre, 56 ans, sorti il y a à peine 4 mois du service où il a été traité d'une forte contusion de la poitrine, y rentre le 3 août 1865. Etant ivre, il a fait, d'un escalier du rempart, une chute sur l'épaule droite. La lésion fut prise pour une luxation de l'épaule ; lorsque nous l'examinons, nous constatons un gonflement considérable avec ecchymose ; l'épaule ne présente pas la déformation qui caractérise si bien la luxation, cette saillie si marquée de la voûte acromio-claviculaire, que ne fait même pas disparaître la tuméfaction. En outre, la tête humérale a conservé sa position normale ; sous l'aisselle, on constate une saillie irrégulière, en même temps que l'on sent la tête à la paroi extérieure sous le grand pectoral. Une douleur très-vive et une crépitation sèche se font sentir lorsqu'on imprime des mouvements. Les mouvements spontanés sont très-limités, cependant celui d'abduction est possible. Lorsqu'on palpe le bras de bas en haut, on sent de la mobilité anormale et de la crépitation au niveau de l'insertion du grand pectoral. Le déplacement se réduit facilement.

De tous ces signes, nous croyons pouvoir conclure à l'absence d'une luxation et à l'existence d'une fracture du col chirurgical. Notre traitement consiste dans l'application d'une écharpe de Mayor bien fixée, un coussin préalablement placé sous l'aisselle.

Le 13 septembre, nous défaisons tout appareil et nous cherchons à imprimer quelques mouvements au membre ; la consolidation paraît complète. Il veut sortir le 26 et nous rentre le 4 octobre. Pendant tout ce mois je lui fais prendre des douches froides presque chaque jour. Il sort le 5 novembre, conservant encore un peu de gêne dans l'abduction et la rotation en dehors.

Dans trois cas de fracture de l'humérus, la solution de continuité occupait l'extrémité inférieure.

L'une d'elles était compliquée de luxation du coude, ou plutôt compliquait ce déplacement ; nous remettons son histoire au chapitre des luxations. La deuxième fut observée chez un homme de soixante-deux ans, elle fut bien guérie en trente-sept jours ; voici la troisième :

Obs. 14. — Flammant Emile, 9 ans, tombe sur le coude droit le 8 décembre 1863. Voici ce que nous constatons : il y a une déformation du coude dans le sens antéro-postérieur ; à la partie postérieure, saillie située au-dessus de l'olécrâne ; celle-ci a conservé ses rapports avec l'épitrochlée et l'épicondyle ; à la partie antérieure, autre saillie assez étroite. En saisissant d'une main le corps de l'humérus et de l'autre l'avant-bras, on constate de la mobilité anormale et de la crépitation ; par une traction légère, on opère la réduction, mais le déplacement se reproduit aussitôt. La fracture n'est donc pas douteuse. La réduction étant opérée, l'avant-bras est fléchi, une bande roulée appliquée du poignet jusqu'auprès de l'insertion deltoïdienne, puis deux feuilles de carton mouillé recouvrant des compresses graduées appliquées en avant et en arrière.

Le 14 décembre tout gonflement a disparu, on applique un bandage dextriné.

Le 15 janvier, on l'enlève ; la consolidation est complète ; il reste une grande raideur de la jointure ; nous l'exerçons chaque jour et prescrivons des douches froides.

Le 24 il sort ; l'extension n'est pas encore complète.

AVANT-BRAS

Nous avons traité des fractures simultanées des deux os et des fractures du radius seul. Nous citerons trois cas de la première espèce. Le premier est celui d'un couvreur tombé d'un toit sur la main droite, fortement étendue ; la solution de continuité siégeait à cinq travers de doigts de l'articulation du poignet. On appliqua d'abord le bandage à attelles avec compresses graduées, qu'on changea le 6me jour pour un appareil dextriné ; celui-ci fut enlevé le 30me jour. Le malade conserva longtemps de la gêne dans les mouvements.

Les deux autres n'offrirent aucun intérêt.

Extrémité inférieure du radius. Ces fractures sont de beaucoup les plus fréquentes du membre supérieur. Nous en avons observé dix ou plutôt douze, car deux de nos malades portaient des fractures de chaque côté. Le traitement a consisté à appliquer dans les premiers jours un bandage à attelles, recouvrant des compresses graduées, l'attelle postérieure descendant jusque sur la dernière rangée du carpe, l'antérieure repoussant en arrière l'extrémité du fragment supérieur. Après cinq à six jours, quelquefois moins, nous appliquons un bandage dextriné. Peut-être jusqu'ici avons-nous eu le tort de laisser trop longtemps cet appareil, c'est-à-dire trente jours en moyenne. Nous évitons aujourd'hui de dépasser vingt à vingt-cinq jours.

La cause la plus fréquente de cette fracture a été une chute sur la paume de la main, autant du moins qu'on peut se fier au dire des malades. Nous n'avons pas à apprécier ici les deux explications qu'on a données de la production de cette lésion; nous devons cependant avouer que le mécanisme décrit par M. Lecomte, c'est-à-dire l'arrachement de l'extrémité inférieure, nous satisfait beaucoup plus que l'autre.

Nous rapporterons l'observation suivante, à la fois comme un exemple de fracture des deux os et du radius seul, et surtout à cause d'une complication assez rare :

Obs. 15. — *Fracture des deux os de l'avant-bras droit. Fracture du radius gauche. — Tétanos. — Mort.*

Lancelle, couvreur, 35 ans, était sorti le 13 juin 1863 de notre service, où il avait été traité d'une fracture du péroné, lorsqu'on nous le ramène le 27 du même mois à la suite d'une chute faite d'un toit, sur les deux poignets. Nous le voyons immédiatement après l'accident et nous constatons les lésions suivantes : l'extrémité du radius gauche est fracturée à son lieu d'élection ; le poignet présente une légère déformation en Z ; la réduction est facile, pas de plaie. A droite, le diamètre antéro-postérieur est plus que doublé ; la main est fortement reportée en arrière. Il est facile de s'assurer que les deux os sont fracturés à trois travers de doigts du pli du poignet. Le fragment supérieur du cubitus fait saillie à travers une plaie fortement contuse de 3^{cm}, par laquelle s'écoule du sang vif et cela surtout lorsqu'on réduit la fracture ; en ce moment on reconnaît qu'il y a un petit jet que la compression de l'humérale arrête aussitôt. Lorsqu'on soulève le membre, on sent bien que la fracture est comminutive. Le malade accuse de vives douleurs dans les reins ; pas de fracture en ce point ;

aucun phénomène de paralysie du côté des membres inférieurs ou de la vessie. Malgré la gravité de la lésion du bras droit ; fracture comminutive avec lésion d'une branche artérielle, et tenant compte de la bonne constitution et de l'âge du malade, je me résous à tenter la conservation du membre : dans ce but je le soumets aux irrigations continues, et j'applique de l'autre côté un appareil ordinaire.

Le lendemain, nous remarquons une teinte bleuâtre de l'avant-bras ; par la plaie, dont les bords sont noirâtres, sortent des gaz et un peu de sérosité roussâtre ; l'irrigation est arrêtée, et nous pansons avec la charpie trempée dans du chlorure de chaux, nous tenant prêt à amputer, s'il n'y pas d'amélioration assez rapide. L'état général est, du reste, assez favorable.

Le lendemain, il y a un changement notable ; le gonflement a beaucoup diminué ; peu de gaz, la suppuration est plus liée et plus blanche ; l'escarre ne s'est pas étendue. Il n'y a plus eu d'hémorrhagie depuis le premier pansement ; nous alimentons le malade : bouillon, potages, vin sucré.

Le 1er et le 2 juillet, l'amélioration est plus sensible; mais le 3, au matin, la scène change ; en interrogeant le blessé, nous remarquons une certaine gêne dans les mouvements de la mâchoire ; il nous raconte alors qu'il a ressenti pour la première fois dans le courant de la nuit de la raideur dans le cou et le dos, mais qu'il n'avait pas plus souffert de sa plaie. Il n'y avait pas à en douter, nous avions affaire à un tétanos. Je fis immédiatement appliquer le long de la colonne vertébrale 18 à 20 ventouses scarifiées qu'on répéta le soir ; l'opium fut administré à la dose de 0,05 centig. d'extrait, d'heure en heure ; il en fut ainsi pris 60 centigr. dans la journée, tout cela sans aucune amélioration ; j'essayais, le soir, la chloroformisation sans plus de succès. Le lendemain, les convulsions s'étaient généralisées ; la déglutition était tout-à-fait impossible, crampes violentes dans les membres inférieurs et supérieurs ; le pouls, la veille à 100, s'éleva à 120. Nous continuons les narcotiques et revenons au chloroforme sans modifier cet état.

Le 5, tout le corps est en convulsion ; la respiration s'embarrasse, le pouls est à 140.

Le malade conserve toute sa connaissance jusqu'au moment de sa mort, à une heure de relevée.

L'autopsie n'a pu être faite.

Remarques. — Le tétanos est une complication assez rare des fractures dans notre pays ; il est vrai que dans ce fait il y avait en même temps une plaie contuse. Nous nous sommes demandé s'il était de bonne chirurgie, dans une pareille circonstance, de tenter la conservation du membre. Certes, si notre malade avait succombé aux suites de l'infection purulente de la gangrène ou d'une hémorrhagie, nous pourrions avoir à nous reprocher de ne pas avoir pris un autre parti. Mais ici rien de pareil ; un accident tout-à-fait insolite est venu compliquer la lésion première, au moment où la gangrène se limitait aux parties violemment contuses. Notre pronostic ne devait donc pas être trop alarmant jusqu'au début des symptômes du tétanos. Quant au traitement de celui-ci, nous avons employé, pour le combattre, les trois médications qui ont donné les meilleurs résultats : les évacuations sanguines ont conservé des partisans ; l'opium et le chloroforme ont des succès à enregistrer. La marche si rapide de la complication ne nous a pas laissé le temps de nous procurer le curare auquel nous avions bien songé, mais que nous n'avions pas sous la main. Sans aucun doute, si pareil cas se présentait, nous ne manquerions pas d'y avoir recours par la méthode des injections sous-cutanées.

FÉMUR

Nous avons observé trois cas de fracture du col, l'un chez une vieille femme de 70 ans ; on employa l'appareil de Baudens, et on obtint sa guérison après trois mois de séjour ; elle conserva une claudication modérée.

Dans le second cas, il s'agissait d'un vieillard de plus de 80 ans, assez peu docile, qui ne voulut d'aucun appareil. Nous nous contentâmes de soutenir le membre ; il est resté infirme.

Voici la troisième observation :

Obs. 16. — Duhaut, Auguste, 49 ans, tombe le 22 septembre 1864 d'une échelle, sur le côté droit ; il lui est impossible de se relever. Un médecin, appelé aussitôt, diagnostiqua une simple contusion de la cuisse. Le malade fut reporté dans son lit, où il resta jusqu'au 28 ; voyant qu'il n'y avait aucune amélioration, il se fit transporter dans notre service.

Voici l'état où nous le trouvons : le pied droit est tourné en dehors ; lorsqu'on le ramène dans sa position normale, le membre retombe aussitôt sur son bord externe. La main placée sur la hanche perçoit une crépitation sèche ; tuméfaction surtout dans la partie externe et postérieure, qui est douloureuse à la pression ; pas de tumeur dans la région inguinale. A la mensuration, on reconnaît un raccourcissement de 3cm qui disparaît par une traction modérée. Nous avions donc sous les yeux une fracture du col du fémur ; quant à préciser si la lésion était intra ou extra-capsulaire, on sait combien cela offre de difficulté ; cependant d'après l'âge du malade, nous avons des présomptions pour qu'elle soit en dehors de la capsule.

Le membre est placé sur un plan incliné, position que supporte assez bien le malade.

Le 25 octobre, je commence à imprimer quelques mouvements ; la consolidation paraît se faire, il y a peu de douleur, tout gouflement a disparu.

Le 5 novembre, on enlève le plan incliné ; la jambe a toujours de la tendance à se porter en dehors ; il commence à la lever. En palpant la partie postérieure, on sent une saillie qui se meut avec la cuisse et qui est due au cal.

Le 15, le malade se lève pour la première fois, et marche avec des béquilles ; il appuie légèrement sur son pied ; il n'y a pas de raccourcissement ; le pied est toujours un peu en dehors ; la légère flexion de la cuisse, qui persistait jusqu'à ces derniers jours, tend à disparaître.

Pendant le courant de décembre, le malade s'exerce ; à la fin de janvier, il marche avec une canne ; nous lui administrons des douches. Comme il ne se sent pas capable de reprendre sa position de cocher, nous le gardons en convalescence jusqu'au 15 mars. Il marche alors sans aucun soutien et sans claudication ; le pied seul est encore dévié en dehors.

REMARQUES. — Les fractures du corps et de l'extrémité inférieure sont au nombre de huit, ou plutôt de neuf, car une malade avait les deux fémurs atteints. Dans deux cas, l'extrémité condylienne était fracturée. Un malade est mort ; nous rapporterons son observation plus loin, ayant dû lui pratiquer l'amputation.

Le traitement a consisté dans l'application du bandage de Scultett, suivi, aussitôt le gonflement disparu, d'un appareil dextriné; quelquefois le plan incliné ; enfin nous nous sommes souvent bien trouvé de l'appareil à extension de Baudens. Nous n'avons eu que des claudications légères. La moyenne du séjour a été de deux mois et demi, excepté pour un vieillard, chez lequel la consolidation fut si lente à s'effectuer que nous le gardâmes onze mois avant qu'il pût reprendre son travail.

Parmi les cas qui nous paraissent offrir quelque intérêt, nous citerons :

Obs. 17. — Une malade de 26 ans, scrofuleuse, atteinte depuis plusieurs années d'une ankilose complète du genou, suite de tumeur blanche, et qui eut une fracture du fémur à la partie moyenne. La consolidation se fit très-bien.

Obs. 18. — Delcourt, Aurore, enfant de 14 ans, bien constituée, demeurant à Vicoigne, est renversée, le 21 septembre 1863, par une voiture dont la roue lui passe sur les deux cuisses ; elle est amenée dans notre service où nous la voyons trois ou quatre heures après l'accident. On constate sur chaque fémur une fracture siégeant à l'union du tiers inférieur et du tiers moyen ; les fragments supérieurs font une saillie assez prononcée en avant et en dehors ; la crépitation est très-nette ;

le gonflement modéré et bien que la cause ait été directe, les tissus mous ne sont pas trop contus.

La réduction s'obtient aisément; nous appliquons de chaque côté un bandage de Scultett, simple.

Le gonflement augmente les jours suivants, mais sans caractère inquiétant.

Le 9 octobre, nous appliquons de chaque côté un bandage dextriné.

Le 15 novembre, nous enlevons les appareils; on constate une légère courbure en dehors, mais les membres sont égaux. La consolidation est bien établie.

Les jours suivants, la malade marche en se balançant à droite et à gauche.

Le 4 janvier, la marche est presque naturelle; la malade nous quitte le 14 bien guérie.

Obs. 19. — *Fracture du corps du fémur et du condyle interne.*

Leconte, Charles, 17 ans, était occupé le 4 septembre 1865 avec d'autres ouvriers, à soulever un lourd châssis en fonte, lorsque cette pièce lui tomba sur le genou droit; il fut renversé sur le sol, le membre pris sous ce poids énorme. On le transporta de là à l'Hôtel-Dieu où nous le vîmes peu après l'accident. Voici ce que nous constatons : au côté externe de la cuisse, quelques excoriations; dans la synoviale du genou épanchement considérable, qui fait fortement saillir la rotule. La pression est extrêmement douloureuse; le gonflement est si prononcé qu'il est bien difficile de se rendre un compte exact des lésions. Lorsqu'on vient à lever le membre, on perçoit très-bien de la mobilité anormale, ainsi que de la crépitation, mais au moins à cinq ou six travers de doigts du bord supérieur de la rotule ; le déplacement se réduit en remettant le membre en place. A la partie interne du genou, la déformation est telle qu'on dirait une luxation en dedans ; mais on s'assure facilement que cette saillie est formée par le condyle interne du fémur, et qu'au côté externe il n'y a pas de dépression qui lui corresponde. De cet examen que la douleur et la tuméfaction rendent difficile, nous ne croyons pouvoir tirer qu'un diagnostic provisoire ainsi formulé: Fracture du corps du fémur à 8 ou 10^{cm} de la jointure ; fracture du condyle interne ; épanchement sanguin dans la synoviale.

Le membre est placé dans une gouttière et soumis aux irrigations continues.

La nuit suivante, il y a une fièvre assez vive avec un léger délire.

Le lendemain, le pouls est à 84 ; le gonflement a un peu diminué ; nous constatons un raccourcissement de 2^{cm}.

Le 7, il a encore un peu d'agitation ; la tuméfaction est moindre. Ecchymose très-étendue à la partie externe et postérieure ; l'épanchement du genou se résorbe ; la saillie signalée en dedans est plus prononcée ; par la pression on la réduit presqu'entièrement ; lorsqu'on lève le membre et qu'on le fléchit légèrement, elle se reproduit. Mais en même temps à la partie externe de la cuisse, et dans un point beaucoup plus élevé, on sent un fragment supérieur qui vient saillir en avant et en dehors. Cet examen vient donc confirmer notre premier diagnostic ; mais ces deux lésions sont-elles indépendantes, et n'avons-nous pas plutôt affaire à une de ces fractures en V, comme celle que nous décrirons plus loin ?

Quoi qu'il en soit, nous plaçons le membre dans un appareil de Scultett médiocrement serré, une petite attelle de carton supplémentaire maintenant en place la condyle interne.

Le 15, le gonflement a presqu'entièrement disparu ; la saillie du fragment supérieur subsistant toujours, nous y remédions au moyen d'une plaque de carton en gouttière, garnie d'une compresse graduée. L'état général est bon, l'appétit revient.

Nous ne touchons plus au membre jusqu'au 25 ; nous trouvons les fragments bien maintenus.

Dans les premiers jours d'octobre, bandage dextriné appliqué avec les attelles de carton.

Le 15, on commence à le lever.

Le 31, il semble au malade qu'il n'y a pas de consolidation ; nous nous en assurons en enlevant l'appareil ; puis nous réappliquons un bandage inamovible. Vers le 15 décembre, il commence à marcher.

Le 25 l'appareil est enlevé ; la consolidation est parfaite ; il boite légèrement, malgré un raccourcissement de 4 à 5cm.

Le 31, il sort. Nous avons eu occasion de revoir le malade, il marchait très-bien avec une légère claudication.

ROTULE.

Des trois fractures de la rotule soignées par nous, une seule mérite d'être consignée ici :

Obs. 20. — Napoléon, Lejuste, 58 ans, ouvrier des forges d'Anzin, a été traité pour une hydrarthrose traumatique produite par la chute d'une lourde masse sur le genou droit ; entré le 28 juin, il est sorti bien guéri le 24 juillet.

Le 15 août, il nous revient et nous dit avoir fait de nouveau une chute sur son genou, qui est devenu aussi enflé que la première fois. A notre visite du 16, notre examen fut superficiel ; comptant sur une récidive de l'hydrarthrose, nous prescrivîmes comme la première fois les astringents ; cependant le 18, le malade se plaignant beaucoup, nous examinâmes avec plus de soin, et il nous fut facile de constater une fracture transversale de la rotule avec un écartement d'au moins deux travers de doigts. La lésion était du reste sans complication. Un bandage roulé fut appliqué jusqu'au milieu de la cuisse ; deux bandes fixées par des circulaires furent croisées au devant de la rotule ; puis le membre placé dans une gouttière où nous le fixons par des tours de bande. Nous le laissons dans cet état jusqu'au 10 septembre. Nous constatons alors que la pression a fait dévier le fragment inférieur en dedans, en même temps que la peau et les tissus sous-jacents sont venus s'interposer entre les deux fragments. Nous cherchons à remédier à ce déplacement en mettant une attelle à la partie interne, de manière à repousser le fragment devié ; et nous réappliquons un bandage roulé simple. Sous l'influence de cette attelle nous atteignons notre but ; l'appareil est enlevé le 12 octobre et nons ne constatons plus de déviation latérale ; l'intervalle qui sépare les fragments est au plus de 1^{cm} et demi ; nous n'avons donc pas de consolidation osseuse. Depuis quelques jours il se plaint d'une escarre au talon ; il commence à lever le pied du lit ; un peu de flexion du genou.

Le 6 novembre, notre malade commence à marcher avec des béquilles. Douches froides sur la jointure.

A la fin du mois, l'escarre est presque cicatrisée.

Le 20 décembre, la flexion se fait à peu près à angle droit ; il marche sans canne ; l'écartement entre les fragments est toujours le même ; il sort le 24 décembre guéri.

JAMBE

Pendant nos quatre années nous avons soigné vingt-cinq fractures de jambe. Quatre cas ont nécessité l'amputation ; nos observations actuelles ne porteront que sur les vingt-un restant. Dans les cas simples, notre traitement a consisté dans l'emploi du bandage de Scultett, suivi d'un appareil dextriné ; nous avons perdu deux malades. Nous ne reproduirons que les cas les plus intéressants.

Obs. 21. — Trouvé, Liévin, déjà traité, il y a deux ans, pour une fracture du maxillaire inférieur, entre le 16 novembre 1864. Il est tombé d'un escalier et s'est fracturé les deux os de la jambe gauche. Du côté du tibia, la fracture siège à la réunion du tiers inférieur et du tiers moyen ; elle est en bec de flûte ; l'extrémité du fragment supérieur fait une saillie sous la peau qu'il est sur le point de perforer. Le déplacement se fait en deux sens : suivant l'épaisseur et suivant la longueur. Raccourcissement de 3 à 4^{cm}. Le péroné est fracturé à quelques centimètres au-dessus du tibia ; pas de plaie, peu de gonflement. La réduction est facile, mais le déplacement se reproduit aussitôt.

Le lendemain, examen de la jambe, gonflement modéré ; la saillie est toujours aussi forte ; état général très-bon ; pas de fièvre.

Le 25, la peau commence à rougir au niveau du fragment supérieur ; l'ulcération nous paraît imminente ; nous attendrons pour y remédier une vis de Malgaigne qui manquait à notre arsenal et que nous pouvons appliquer le 30 novembre. Nous la fixons à 3^{cm} de la pointe du bec de flûte. La douleur est assez vive au moment de l'application ; quant au but que nous nous proposons, il est exactement rempli ; le fragment est solidement maintenu en place. Le membre est simplement placé sur une petite planchette avec semelle. Les jours suivants, l'appareil est très-bien supporté.

Le 7 décembre, nous notons un peu de rougeur autour de la pointe ; pas de gonflement ; la peau environnante a repris sa coloration normale.

Le 10, léger embarras gastrique indépendant de la lésion. Nous le laissons à la diète pendant deux à trois jours. Le membre est très-bien.

Le 23, nous enlevons la pointe ; il s'est formé un petit pertuis, qui touché avec le stylet ne donne pas la sensation d'un point dénudé ; il n'existe qu'une légère saillie à la partie interne. Nous appliquons un bandage dextriné.

Pendant tout le mois de janvier, il marche avec son appareil que j'enlève le 15 février. Depuis plus de quinze jours il avait renoncé aux béquilles. Le pertuis signalé plus haut est cicatrisé depuis longtemps.

Nous ne constatons qu'une déformation très-légère et un raccourcissement de 1^{cm}. Il reste jusqu'au 23 mars dans le service où nous l'avons gardé un peu par charité.

Remarques. — Ce fait est un exemple assez probant des avantages présentés par la pointe de Malgaigne, qui effraie encore quelques chirurgiens. Il est incontestable que sans son emploi nous aurions eu perforation de la peau, communication du foyer de la fracture avec l'air extérieur et tous ses dangers.

Obs. 22. — Bisiau, Théodore, porte-morts, 64 ans, tombe

de voiture, le 22 février 1865 ; la roue lui passe sur la jambe droite ; et quelques heures après il est transporté dans notre salle. Nous l'y voyons douze heures après l'accident ; il y a un gonflement considérable de la moitié inférieure du membre. A 5cm de l'article, on constate une fracture des deux os ; le fragment supérieur du tibia taillé en biseau tend à perforer la peau ; nous croyons indiqué d'employer la pointe de Malgaigne ; les tissus environnants n'étaient pas trop contus.

Le lendemain et les jours suivants, la tuméfaction diminue peu ; des phlyctènes se forment en divers points ; autour de la pointe se forme une petite escarre.

Le 1er mars, nous avons maintenu l'appareil, tant que nous avons pu, pour combattre le déplacement. Aujourd'hui nous sommes contraint de l'enlever. Par le pertuis, sort un pus mal lié ; nous croyons utile de lui donner une issue plus large, et dans ce but, nous pratiquons une incision de 4 à 5cm ;avec la suppuration sanguinolente, s'échappent quelques gaz. Le membre est placé dans une gouttière, et nous pansons à l'eau-de-vie camphrée.

Sous cette influence, la suppuration s'améliore.

Le 12 mars, une seconde incision est faite à la partie externe.

Le 15, une troisième, et à défaut de drain nous passons une mèche en séton de cette dernière plaie à la première ; la pointe du fragment supérieur fait toujours saillie à travers celle-ci, une petite esquille est déjà sortie. Les escarres se sont éliminées et sont remplacées par une plaie grande deux fois comme une pièce de cinq francs. L'état général est resté toujours satisfaisant ; bon appétit. Dès les premiers jours qui suivirent son entrée, il a été alimenté et a pris du vin.

Dans les derniers jours de mars, nous sommes obligé de modifier ce régime à cause de la diarrhée, qui cède facilement à la décoction blanche et au nitrate de bismuth.

Le 31 mars, amélioration ; le fragment faisait toujours la même saillie, je le resèque avec la scie à chaînette. Les plaies se cicatrisent.

Les jours qui suivent, de nouvelles esquilles sortent avec le pus ; un nouvel abcès se forme à 5cm au-dessus de la plaie principale, et après l'incision on constate une dénudation.

Le 25 avril, les mèches sont toujours restées en place ; pansement à l'alcool, le membre dans la gouttière. Nous appliquons un bandage dextriné en ayant soin de ménager des fenêtres devant les plaies. Du reste, la consolidation se fait. Quelques jours après le malade se lève ; encore quelques esquilles ; plus de dénudation.

Le 8 mai, il commence à appuyer sur le talon.

Le 4 juin, l'appareil dextriné est enlevé ; il n'y a plus de suppuration ; la consolidation est complète ; toutes les plaies sont cicatrisées. Raccourcissement très-léger. Il sort le lendemain.

Nous avons revu le malade plusieurs mois après sa sortie, il ne boite pas.

REMARQUES. — Chez ce malade, l'action de l'appareil de Malgaigne a été presque nulle à cause du peu de temps que la suppuration nous a permis de le laisser en place. Aussi le fragment supérieur a-t-il nécessité la résection. Nous croyons que cette opération a hâté beaucoup la guérison, ainsi que les grandes incisions et les pansements à l'alcool camphré. Nous pensons aussi que le régime tonique a mis ce vieillard à même de suffire à une aussi longue suppuration et de voir la fracture se bien consolider après un séjour de trois mois et demi.

Obs. 23. — Vanbutsen, Alphonse, 44 ans, entre le 13 janvier 1865. Il est tombé de sa voiture, dont la roue lui a fracturé la jambe gauche. Le tibia et le péroné sont atteints, le premier à cinq travers de doigts du bord supérieur de la rotule ; l'extrémité du fragment a perforé la peau ; il est très aigu. Le péroné présente une fracture double, l'une un peu au-dessous de celle du tibia, l'autre à deux travers de doigts de sa tête ; lorsqu'on presse sur la partie moyenne, on s'assure facilement qu'il est détaché aux deux extrémités ; peu de gonflement.

Le membre est pendant cinq jours placé dans une gouttière et soumis à l'irrigation continue.

Le 18, nous y substituons un bandage de Scultett avec pansement à l'eau-de-vie camphrée ; la suppuration commence à s'établir. Ce jour-là et le 19, le malade a une fièvre vive; dans la nuit du 20 au 21, il a même un délire assez violent, bien qu'il n'ait pas d'habitude d'ivrognerie. Nous attribuons ces phénomènes généraux à ce que le pus séjourne dans le foyer de la fracture ; en conséquence, nous débridons largement la plaie ; on sent très-bien alors les deux fragments tibiaux à nu. Nous remarquons sur le bord externe de la jambe une teinte bistrée avec tuméfaction, qui indique une collection purulente ; en effet, on y perçoit de la fluctuation ; une large incision y est pratiquée et donne issue à une très-grande quantité de pus.

Le lendemain, la fièvre est tombée ; plus de délire.

Le 23, nouvelle incision. Le malade qui jusqu'à ce jour

avait refusé toute nourriture, commence à en prendre; un peu de vin.

Le 7 février. Amélioration très-sensible ; état général très-bon ; suppuration abondante au côté externe de la jambe. La plaie primitive bourgeonne et tend à se cicatriser. Hier, petite esquille.

Le 1er mars, la suppuration diminue ; nouvelle esquille ; pas de consolidation ; les mouvements qu'on est obligé d'imprimer chaque jour au membre pendant les pansements s'y opposent. Pour y remédier, j'applique un bandage dextriné en ménageant des fenêtres devant les deux plaies.

Pendant la seconde quinzaine de mars, deux nouvelles esquilles sortent par la plaie interne ; le malade se lève et appuie un peu sur son talon ; léger raccourcissement.

4 avril. Nouvelle esquille.

25 avril. On lève tout appareil ; le malade marche sans canne, toutes les plaies sont cicatrisées ; il sort parfaitement guéri le 14 mai.

Obs. 24. — Tranchant, Antoine, voiturier, 55 ans, reçoit le 10 octobre 1864 un coup de pied de cheval sur la jambe droite. Nous constatons une fracture du tibia à quatre travers de doigts de la tubérosité antérieure ; elle est transversale, et sans grand déplacement. Le péroné n'est pas atteint ; il n'existe d'autre plaie qu'une petite écorchure qui me paraît produite par le fer du cheval ; autour de cette plaie les tissus sont un peu contus. J'applique un appareil de Scultett constamment humecté d'eau alcoolisée.

Rien de notable les trois premiers jours ; mais le 14, nous remarquons une coloration violette accompagnée de phlyctènes. Par la petite plaie s'écoule une sérosité fétide à peine purulente ; un œdème très-prononcé occupe les deux tiers supérieurs de la jambe, et remonte jusqu'à 10 à 15^{cm} au-dessus du genou ; pas d'œdème du pied. Pouls à 76 ; peu d'appétit.

Pour arrêter le développement de la gangrène, je pratiquais quatre ou cinq grandes incisions de 6 à 8^{cm} et assez profondes dans les parties œdématisées. A l'intérieur, je prescrivis une forte dose de vin, la teinture d'aconit. Pansement à l'eau-de-vie camphrée.

L'écoulement de sang fut très-abondant, et dès le lendemain, j'eus la satisfaction de constater une amélioration légère.

Les jours suivants la suppuration s'établit franchement, quelques lambeaux de peau sphacélés se détachèrent, et vers le milieu de novembre, les plaies bourgeonnaient fortement ; seulement par la petite plaie primitive on constatait une dénudation de 2 à 3^{cm}.

Le 5 décembre, je pratique en ce point une injection de liqueur de Villate, avec la conviction qu'il devait s'éliminer quelque séquestre. La fracture est consolidée malgré tout. J'applique un bandage dextriné en réservant une fenêtre et dès le lendemain le malade marchait. Quatre autres injections furent faites dans le courant de décembre, et le 4 janvier, la cicatrisation était complète. Il nous quitte le 17, conservant un peu de raideur dans la jambe.

Remarques. — Deux faits sont à noter dans cette observation : l'amélioration rapide qui a suivi les grandes incisions et l'heureuse influence de la liqueur de Villate sur la dénudation.

Obs. 25. — *Fracture compliquée des deux os. — Apoplexie pulmonaire consécutive à une affection du cœur. — Guérison.*

Gostiaux, Honoré, charretier, 46 ans, tombe de sa voiture le 24 avril 1864 ; la roue lui passe sur la jambe droite. A la simple vue on peut affirmer qu'il y a fracture ; les deux os sont atteints; le tibia à la réunion du tiers inférieur avec le tiers moyen a plusieurs fragments ; le péroné est fracturé beaucoup plus haut. La direction de la fracture tibiale est oblique de haut en bas et d'avant en arrière, aussi est-ce le fragment inférieur qui vient faire saillie, et a perforé la peau. Le gonflement est considérable ; par la plaie il y a une légère hémorrhagie veineuse. Le déplacement est facile à réduire. Nous croyons prudent d'appliquer les irrigations continues.

Nous les continuons pendant trois jours ; le pied conserve sa chaleur et sa sensibilité.

Le 28, nous appliquons l'appareil de Scultett.

Le 30, la plaie suppure bien ; le gonflement a diminué ; le fragment inférieur fait toujours saillie. Etat général assez bon ; je l'alimente depuis son entrée, le $^1/_4$ matin et soir.

Quelques jours après, notre malade, qui porte une hypertrophie du cœur avec altération des orifices, est atteint d'une violente apoplexie pulmonaire ; crachats briquetés, spumeux, râles humides, dyspnée. Cette affection intercurrente amène de l'agitation, de telle sorte que l'os vient saillir à travers la plaie ; la suppuration très-abondante nécessite de nombreuses contr'ouvertures.

Le 25 mai, l'état du poumon est satisfaisant, l'appétit reparaît, la suppuration est de bonne nature; avec le stylet on constate des surfaces dénudées dans une grande étendue; pas trace de consolidation.

Nouvelles incisions pendant la première quinzaine de juin.

Le 28, les abcès sont presque taris ; l'extrémité osseuse s'est recouverte de bourgeons charnus ; la consolidation commence à se faire, le malade peut lever la jambe. Une escarre s'est formée au talon et le fait beaucoup souffrir. Bronchite intense, appétit nul.

Le 6 juillet, l'escarre du talon est détachée ; presque toutes les incisions sont fermées. On applique un bandage dextriné le 14.

Le malade se lève et commence à s'appuyer.

Au 15 août tout est cicatrisé, sans qu'il soit sorti le plus petit séquestre ; il marche bien. On enlève le bandage.

Enfin, il nous quitte en très-bon état le 15 septembre, ne conservant qu'une légère claudication.

Obs. 26. — *Fracture de la jambe droite. — Abcès. — Infection purulente. — Mort.*

Bruyère, Louis, 47 ans, entre le 21 juillet 1864, il a reçu sur la jambe droite un châssis de fonte. Nous constatons quelques heures après l'accident, une fracture du tibia à 5^{cm} de l'articulation tibio-tarsienne. Le fragment supérieur du tibia fait saillie à travers une plaie dont les deux lèvres l'étranglent fortement. Le péroné n'est pas fracturé au même niveau que le tibia, car on sent de la crépitation à la partie supérieure près de son articulation. Par la plaie, il se fait un écoulement assez abondant, d'un sang rouge, vif, qui augmente sous forme de jet, lorsqu'on écarte les fragments. Cependant, on sent les battements de la tibiale postérieure au-dessous de la malléole interne et ceux de la pédieuse ; il n'y a donc pas de lésion des tibiales antérieure et postérieure ; ce serait tout au plus une péronière ou une intérosseuse qui aurait été déchirée.

Dans ces circonstances et avec ce point de doute à notre diagnostic, devions-nous pratiquer immédiatement l'amputation ou tenter la conservation du membre ? Après y avoir mûrement refléchi, et en nous fondant sur le peu d'importance du rameau artériel qui était blessé, nous prîmes ce dernier parti.

Pour réduire il fallait d'abord un débridement ; après quoi, nous pûmes remettre facilement les fragments en place. Puis la jambe très-mollement soutenue est placée dans une gouttière et soumise aux irrigations continues.

Le lendemain, l'hémorrhagie paraît arrêtée et ne se reproduit plus par les mouvements du membre ; pas de fièvre ; quelques potages.

Nous continuons les irrigations jusqu'au 24, le membre est dans un état satisfaisant ; à peine de tuméfaction, pansement à la glycérine.

Le 25, le gonflement a reparu; autour de la plaie, teinte légèrement érysipélateuse ; pas de ganglions inguinaux engorgés.

Le 26, le pus est plus séreux, un peu fétide; la peau noircit ; pansement avec eau chlorurée.

Le 28. Depuis avant-hier, quelques phénomènes généraux : somnolence, sécheresse de la langue, soif vive, pouls à 120, un peu petit, gonflement considérable de la jambe : fluctuation à la partie antérieure. Une large incision est faite à la partie déclive, et donne issue à une énorme quantité de pus. — Sulfate de quinine 0,75 centigr., décoction de quina, limonade vineuse.

Le 29, grande amélioration, pouls à 76 ; moins de somnolence ; meilleur aspect de la plaie, un petit clapier à la partie postérieure nécessite une seconde incision, une mèche est passée de l'une à l'autre.

Les jours suivants, les plaies bourgeonnent, le pus redevient de bonne nature. Nous remplaçons la gouttière par l'appareil de Scultett.

Le 6 août, nouvelle collection, nouvelle incision.

Le 8 août, l'extrémité du fragment toujours à nu se nécrose; autour, la plaie bourgeonne. Un peu de diarrhée.

Le 18, je resèque le fragment ; on sent autour des végétations osseuses.

Le 25, frisson violent, sueurs profuses, diarrhée. Opium et bismuth, sulfate de quinine ; vin.

Le 30, amélioration de l'état général ; nouvel abcès au niveau de la tête du péroné, incision. Il recommence à manger. Nous appliquons un bandage dextriné avec fenêtre.

Le 1er septembre, la nuit a été très-agitée, délire, peau chaude, pouls à 120, peu développé, facies altéré, la diarrhée qui s'était arrêtée, reparaît. Sulfate de quinine ; aconit. Même état les 2 et 3 ; un peu d'amélioration les 5 et 6.

Le 7, nouvel abcès à la partie externe avec crépitation gazeuse, facies grippé ; par la plaie supérieure, je constate avec le stylet un décollement très-étendu ; il sort du pus de mauvaise nature, un petit jet de sang artériel vient sourdre à travers la plaie ; nous tamponnons avec la charpie trempée dans le perchlorure de fer ; le sang s'arrête, mais dans la journée son état devient de plus en plus fâcheux, et il succombe à 10 heures du soir.

L'autopsie est faite le lendemain. Le membre répand une

odeur infecte; ecchymose très-étendue sur tout le côté externe, remontant jusqu'au dessus du genou : une large incision nous montre une grande quantité de caillots. Quand la poche est bien nettoyée, on constate une fracture comminutive du péroné à quelques centimètres de la tête. Au milieu de cette infiltration sanguine, il est difficile de découvrir la source de l'hémorrhagie, mais il est très-probable que l'artère péronière aura été lésée dès le début par la longue aiguille osseuse, que présente le fragment supérieur ; et qu'après s'être cicatrisée pour un temps, baignée par le pus, elle se sera déchirée sous l'influence de la dernière exploration avec le stylet. Uue seconde fracture existe au niveau de la malléole externe et n'avait pas été reconnu pendant la vie. Le tibia est le siége d'une ostéite qui remonte à 12 ou 15cm au-dessus du foyer de la fracture ; raréfiante dans la plupart des points, elle se manifeste autour du foyer par des stalactites calcaires très-friables, accolées à l'os.

Obs. 27. — *Fracture du tibia, du péroné, de l'astragale. Luxation incomplète de cet os. — Ouverture de l'articulation tibio-tarsienne. — Guérison.*

Duhem, Benoît, 56 ans, domestique, était monté sur son cheval, lorsque celui-ci, par une forte secousse, précipite son cavalier par terre. Le blessé pense qu'en ce moment un coup de pied produisit la lésion qui l'amène à l'hôpital. Un confrère appelé immédiatement près de lui, jugea l'amputation inévitable et c'est, dans ce but qu'il nous le présente. Le blessé doué d'une grande énergie, se tient assis dans la voiture du confrère. Lorsqu'on l'eut couché, nous constatâmes les lésions suivantes :

Le pied droit est fortement rejeté en dehors, renversé sur son bord interne. Au niveau de la malléole interne, existe une déchirure de la peau, à travers laquelle cette apophyse fait saillie. Les ligaments qui s'y insèrent ont été déchirés ; aussi sa pointe est elle rugueuse. On sent et on voit la surface articulaire cartilagineuse ; la peau s'est rétractée et étrangle l'extrémité osseuse ; par cette plaie s'écoule une certaine quantité de sang. A la partie externe de la jointure, on reconnaît une fracture comminutive du péroné. D'après ces signes, voici quel fut notre diagnostic : luxation incomplète de l'articulation tibio-tarsienne avec déchirure des ligaments ; fracture comminutive du péroné, probablement en deux points, au niveau de ses deux articulations ; plaie pénétrante de l'article.

Devant de pareils désordres, quel parti prendre ? l'idée d'amputation se présentait tout d'abord. Cependant le vif désir de conserver son membre, exprimé par le malade qui cependant ne rejetait pas l'opération, l'énergie déployée par lui jusque-là, certains succès obtenus dans des cas presque aussi graves sans opération, tout cela nous engageait à le conserver. Nous prévînmes toutefois le blessé qu'il aurait à supporter de nombreuses incisions. Ceci bien arrêté, il fallait d'abord opérer la réduction ; pour cela, nous débridâmes la boutonnière qui étranglait la malléole interne; le pied ramené dans sa position normale, le membre fut placé dans une gouttière aussi peu serré que possible, et soumis aux irrigations continues.

Le malade supporte très-bien cette position, le gonflement fut modéré pendant les premiers jours, il ne survint pas de réaction inquiétante.

Le 13, la suppuration commençait à s'établir ; nous supprimons l'rrigation ; la plaie est pansée avec l'alcool camphré. Depuis plusieurs jours nous donnons du bouillon et de la limonade vineuse ; l'appétit est nul, bien qu'il n'y ait plus de fièvre.

Le 14, collection purulente à 2 ou 3^{cm} de la pointe de la malléole interne : incision ; à défaut de drain, je passe une mèche de charpie de la plaie supérieure à l'inférieure. A la partie externe de la jambe, je remarque une tuméfaction qui s'étend jusqu'à la tuberosité antérieure ; il n'est pas douteux qu'il se forme du pus, mais la fluctuation n'est pas encore très-nette.

Le lendemain, je réunis les deux incisions internes, et j'enlève les détritus qui s'en détachent.

Le 16, le gonflement a encore augmenté ; la fluctuation n'est plus contestable ; je fais une large incision à la partie moyenne et supérieure et guidé par la sonde cannelée, je pratique une contr'ouverture au niveau de la malléole externe ; il sort des bulles de gaz avec le pus ; séton entre les deux ouvertures.

Le 17, l'abcès se déterge ; il est sorti plus d'un demi-litre de pus brunâtre, mal lié, ayant un peu d'odeur ; à la partie interne, je constate un clapier ; nouvelle incision. Le gonflement diminue ; les parties gangrenées s'éliminent.

L'état général est meilleur ; le pouls a 88 ; appétit nul. Il ne prend que du laitage, de la limonade vineuse, vin sucré ; pansement à l'alcool.

Le 18, je réunis les ouvertures externes par une incision d'au moins 20^{cm}. Je remarque au-dessus du genou du gonflement avec une légère teinte érysipélateuse. Le pouls est à 84.

Le soir, la rougeur a gagné le trochanter ; la fièvre est un peu plus vive.

Une absence nous empêche de suivre le malade pendant une semaine ; à notre retour nous apprenons que le gonflement et la rougeur, après avoir duré trois ou quatre jours, s'étaient peu à peu dissipés.

Le 29 août, le malade est bien ; les escarres sont partout éliminées ; les plaies bourgeonnent, saignent facilement ; le pus est crémeux, de bonne nature, peu d'odeur. Le membre est toujours dans la gouttière ; nous pansons toujours à l'eau-de-vie camphrée ; bon appétit. Diarrhée pendant quelques jours, mais arrêtée aujourd'hui.

Le 5 septembre, nous enlevons deux petits séquestres à la partie externe. Le stylet traverse l'articulation de part en part ; nous passons un tube à drainage ; la cicatrisation se fait sur la grande plaie externe.

A partir du 7, l'amélioration se prononce ; les bourgeons sont partout bien développés ; la suppuration diminue ; un second drain est posé au côté interne.

Le 16. Depuis quelques jours, le pus était augmenté ; plus de tuméfaction ; avec le stylet, on constate au côté externe un séquestre volumineux. Avec un fort davier nous extrayons un fragment du tibia de 3cm et demi dans son plus grand diamètre. Il est en forme de cône, constitué par un éclat de l'extrémité inférieure ; sa surface externe représente la gouttière de l'articulation malléolaire, la surface inférieure une partie de la voûte articulaire ; la surface interne rugueuse est coupée en biseau de dehors en dedans, de haut en bas et d'arrière en avant. A la suite de cette extraction, il y a un écoulement sanguin assez abondant ; après avoir enlevé tous les éclats, nous bourrons la plaie de tampons de charpie trempés dans l'eau-de-vie camphrée.

Le 23 septembre, la vaste cavité produite par l'ablation du séquestre se comble ; mais nous y constatons un nouveau séquestre ; avec la pince nous l'enlevons facilement, il est sous forme d'un demi anneau peu épais et qui appartient à la surface articulaire inférieure de l'astragale. État général très-bon.

Le 30 septembre, nouvel abcès au-devant de la malléole externe ; incision. Avec le doigt, nous sentons un séquestre mobile que nous avions cru appartenir à cette apophyse ; il n'en est rien ; comme il est caché derrière et en dedans du péroné, nous sommes obligé de le faire basculer au moyen d'une spatule. Nous constatons alors qu'il appartient au bord interne du péroné.

Les jours suivants, encore des abcès ; applications de nouveaux drains. Les plaies sont fréquemment cautérisées.

Le 18 octobre, nous appliquons un bandage dextriné avec fenêtres nombreuses, tout en laissant les drains.

Un nouvel abcès se forme sous le bandage et le 23 nous sommes forcé de l'enlever. Incision.

Le 30 octobre, voici quel est l'état du membre ; la plaie longeant le péroné dans une grande partie de sa longueur est cicatrisée. Au côté externe du tarse existe encore un point fistuleux dans lequel le stylet pénètre au moins de 4 à 5^{cm}, mais sans rencontrer de séquestre. Au côté interne, et de haut en bas, plaie à la partie supérieure ; à la partie moyenne, deux autres plaies par où passent les drains. Au niveau de la malléole interne, toujours de la tuméfaction. Une escarre du talon développée depuis plus d'un mois, se répare bien. Je fais une incision sur le point douloureux ; il en sort du pus un peu séreux, et je constate un séquestre que je ne puis extraire malgré de grands efforts.

Le 8 novembre, nouvelles tentatives ; le séquestre s'écrase sous la pince.

Les jours suivants, une grande quantité de fragments s'élimine ; le fond de la plaie est touché avec de la teinture d'iode pure, ce qui n'est pas très-douloureux ; les autres plaies sont cicatrisées.

Le 1er décembre, nous notons des bourgeons fermes ; nous passons la pierre. On ne sent plus de dénudation.

Le 15 décembre, le malade se lève et appuie sur le pied. Pas de raccourcissement du membre ; quelques petites ulcérations sur les cicatrices, mais sans profondeur.

Le 30, le malade peut marcher seul, sans canne, la plaie est réduite à l'étendue d'une pièce de cinquante centimes, sans profondeur, il n'y a plus aucun point fistuleux.

Nous faisons porter une guêtre au malade, qui nous quitte pour retourner dans son pays.

Nous le revoyons deux mois après, il marche sans difficulté, à ce point qu'il a pu faire hier trois kilomètres à pied. Les mouvements de la jointure sont très-restreints, mais il y a un peu de flexion.

Remarques. — Parmi les faits de chirurgie conservatrice que nous sommes à même de citer, celui-ci est sans aucun doute l'un des plus encourageants ; car les trois os qui concourent à former l'articulation tibio-tarsienne étaient fracturés et l'articulation elle-même largement ouverte. Ce n'est qu'au prix de nombreuses incisions pratiquées aussitôt leur indication, et non sans faire courir à notre malade quelques dangers que nous sommes arrivé à la guérison. On est loin d'être toujours aussi heureux, même dans des cas moins graves, comme va nous le montrer l'observation suivante :

OBS. 28. — *Fracture des malléoles interne et externe à droite, de l'externe à gauche. — Anthrax. — Escarre au sacrum.— Résorption putride.— Mort.*

Dervaux, Alexandre, 50 ans, peintre, était monté le 27 avril 1864 sur une échelle, et s'appuyait d'une main sur une ancre de fer oxydée, lorsque celle-ci vint à se briser, et il fut précipité sur le pavé d'une hauteur de 10 mètres environ. Il tomba sur les deux pieds d'abord, puis sur le siége. Quelques heures après on l'apportait dans notre service.

Nous constatons : à la jambe droite une fracture des deux malléoles qui sont mobiles ; crépitation assez vague. Si l'on imprime des mouvements au pied, on détermine une très-vive douleur, et on le déplace dans tous les sens.

Pas de fracture du corps du tibia ; le gonflement est très-prononcé autour de l'articulation ; petite excoriation au niveau de la malléole interne.

A la jambe gauche, la malléole externe est seule fracturée ; le gonflement est moins marqué autour de l'article, mais plus sur le talon ; pas de plaie.

Le lendemain, le pied droit est dans le même état. A gauche, le gonflement est excessif à la malléole externe et à la partie interne du talon ; ecchymose très-étendue sur le cou de pied. Si l'on presse le talon, on détermine une douleur extrêmement vive sans crépitation, ce qui, joint à la tuméfaction signalée à la partie interne, nous porte à soupçonner une fracture par écrasement du calcanéum. Les deux membres ont été placés dans des gouttières avec irrigations froides.

Celles-ci sont suspendues après cinq jours et remplacées par des appareils de Scultett et le pansement à l'alcool camphré. La petite excoriation de la malléole interne droite se transforme en escarre, et lorsqu'elle se détache elle laisse à nu cette apophyse. Elle s'exfolie par petites lamelles.

A la fin de mai, tout est cicatrisé; les bandages de Scultett sont enlevés et remplacés par des bandes roulées. Le malade lève très-bien les deux jambes du lit ; il n'y a plus de gonflement.

Tout faisait présager une guérison prochaine; lorsque le 1er juin, le malade se plaint d'un furoncle au niveau de l'angle inférieur de l'omoplate droit ; cela devient bientôt un véritable anthrax qui le fatigue beaucoup et donne des accès de fièvre. L'examen des urines ne fait pas constater de sucre.

Le 15 juin, l'anthrax a été ouvert et est aujourd'hui presqu'entièrement cicatrisé. Le malade nous montre une légère rougeur au sacrum ; bientôt une escarre se forme, nous en arrêtons les progrès avec l'alcool camphré.

Le 30, l'escarre commence à se réparer; le malade a été très-faible pendant quelques jours, mais va mieux aujourd'hui.

Le 1er juillet, il éprouve un accès de fièvre très-violent, les trois stades bien marqués ; le teint est plombé; nous donnons le sulfate de quinine et l'aconit, chacun à la dose d'un gramme. Les phénomènes de résorption putride se prononcent de plus en plus, le délire se déclare; l'escarre donne un pus mal lié, fétide, malgré des pansements à l'eau chlorurée et à l'alcool et des cautérisations fréquentes.

Le 6 juillet, le malade succombe.

L'autopsie n'a pu être faite.

FRACTURES DU PÉRONÉ

Les fractures ont été au nombre de huit. Dans deux cas elles étaient produites par arrachement ; dans cinq par divulsion, et enfin une fois par cause directe. Il s'agissait dans ce dernier d'une enfant de huit ans, atteinte par une roue de voiture ; le tibia était intact, le péroné était fracturé à 5^{cm} de la pointe de la malléole. Il y eut une escarre, qui se répara assez vite sans séquestre, et après sept semaines l'enfant sortait guérie. Notre traitement ordinaire a consisté dans l'appareil de Scultett, pendant les trois ou quatre premiers jours, suivis d'un bandage dextriné ou silicaté, muni souvent d'une petite attelle de carton.

CHAPITRE DEUXIÈME

CARIE ET NÉCROSE

La carie et la nécrose sont assez fréquentes dans nos contrées, ce qu'explique suffisamment la prédominance du tempérament lymphatique. Les cas que nous avons observés se divisent de la manière suivante :

Nécrose de la mâchoire inférieure	1
Id. de l'os iliaque	1
Carie de la colonne vertébrale	3
Id. d'un métacarpien	1
Id. de phalanges	1
Id. du pied	1
Caries multiples	1
TOTAL	9

qui nous ont donné deux décès. Nous nous contenterons de reproduire les observations suivantes :

NÉCROSE DU MAXILLAIRE INFÉRIEUR

OBS. 29. — Bléry, Joseph, enfant de l'hospice de Paris, placé dans un village des environs, âgé de 7 ans, d'une belle constitution, ne présente aucune trace de scrofules ou de rachitisme ; il est atteint depuis huit ou dix mois d'une suppuration de la bouche avec gonflement considérable de la joue gauche, affection pour laquelle il entre le 26 juillet 1862.

Voici ce que nous constatons : la région sous-maxillaire gauche est le siége d'une tuméfaction qui se propage jusqu'à la paupière inférieure. En longeant le bord inférieur de l'os, on sent un empâtement, mais sans tumeur. L'examen de la bouche nous montre du même côté deux dents fortement déviées, l'une a sa couronne dirigée vers la langue presque horizontalement, c'est une grosse molaire ; à côté, une petite molaire déviée obliquement ; entr'elles un gros bourgeon charnu; on en remarque quelques autres le long de la branche montante du maxillaire. Derrière la grosse molaire on sent une partie dure qui nous semble être un séquestre ; la mère nous raconte qu'il est déjà sorti deux petites esquilles plates, lisses d'un côté, rugueuses de l'autre. Le pus sort abondamment par la pression ; l'haleine est horriblement fétide ; un seul ganglion à l'angle de la mâchoire.

Notre diagnostic fut : nécrose de la mâchoire inférieure due à une dentition vicieuse ; mais il fallait préciser l'étendue de la lésion. Pour cela, les deux dents mobiles sont d'abord extraites ; une troisième l'est ensuite à la partie postérieure ; puis nous saisissons avec la pince ce que nous croyons être un petit séquestre et qui n'est qu'une couronne de dent. Quelques petites esquilles sont extraites ; puis nous explorons avec l'index, et nous constatons sous les mamelons un sequestre sans mobilité. Nous le saisissons avec une pince, et par un léger effort nous amenons une partie de la branche horizontale avec toute la branche montante, y compris le condyle. Nous explorons de nouveau avec le stylet et ne sentons plus d'esquilles. L'enfant qui fut très-docile tout le temps de cette opération, ne perdit que peu de sang et se remit immédiatement à jouer. Il n'eut aucune fièvre et avala des potages.

Le 3, les bourgeons sont revenus sur eux-mêmes, la suppuration diminue beaucoup.

Le 23, le bord gingival est bien cicatrisé ; il n'y a plus de pus ; depuis plusieurs jours déjà le petit malade mange des aliments solides. Je signe sa sortie.

Remarques. — Ce fait est un exemple de nécrose du maxillaire inférieur due à une évolution dentaire anormale.

C'est certainement la cause la plus fréquente de cette affection dans l'enfance, et même dans la jeunesse lors de la sortie des dents de sagesse ; seulement d'ordinaire l'altération a moins d'étendue et reste limitée à la branche horizontale. Nous avons été frappé de la rapidité avec laquelle les fonctions de la mâchoire se sont rétablies, surtout en l'absence d'une articulation normale.

Obs. 30. — *Nécrose de l'os iliaque. — Infection purulente.— Pneumonie. — Péricardite. — Mort.*

Nouvet, Joseph, ramoneur, 15 ans, entre dans le service de médecine le 7 mai 1862 pour une douleur dans le flanc droit ; on reconnaît du gonflement et on le fait passer dans notre salle. Nous constatons une tuméfaction considérable de la région sus-trochantérienne droite ; empâtement œdémateux, avec douleur vive à la pression et rougeur de la peau ; pas de fluctuation. État général très-grave, fièvre intense avec le caractère ataxo-adynamique ; les yeux sont excavés, le teint subictérique ; délire continu. Cet ensemble de symptômes généraux et locaux nous annonce de la suppuration, et malgré l'absence de fluctuation, nous nous décidons à pratiquer une incision de 4 à 5^{cm} au-dessus du grand trochanter ; nous pénétrons à une profondeur de 3^{cm} environ, et il s'en écoule une assez grande quantité de sang, au milieu duquel on remarque des grumeaux, indice d'une suppuration non encore colligée. Il ne paraît rien y avoir du côté de l'articulation coxo-fémorale ; pas de tumeur osseuse dans le pourtour de la jointure ; pas d'allongement ou de raccourcissement du membre, en un mot, aucun signe de luxation.

Le lendemain, on enlève la mèche introduite la veille ; par la plaie sort un pus très-fétide, mal lié. L'état général s'est aggravé, le pouls est petit, filiforme, presque impossible à compter ; le malade a un peu toussé ; expectoration sanguinolente ; à l'auscultation, nous trouvons les signes d'une pneumonie gauche arrivée au second degré ; pas de diarrhée ni de vomissements. Le délire continue. Large vésicatoire sur le côté malade. Potion avec kermès 40 centigr.

Le 16, il y a un peu d'amélioration, le délire est moindre ; à l'auscultation, à peu près les mêmes signes. Continuation de la potion kermétisée ; décoction de quina ; quelques cuillerées de bouillon froid.

Nous suivons ce traitement pendant quelques jours ; le mieux paraît se prononcer de plus en plus.

Le 24, survient une diarrhée abondante qui nous force à suspendre les antimoniaux ; le pouls devient petit, très-fréquent.

Le 25, le côté droit de la poitrine s'est pris. Enfin, le malade succombe dans la journée du 26.

Autopsie. — L'autopsie est faite vingt-cinq heures après la mort. Voici ce qu'elle nous présente : tout autour de l'os iliaque existe une vaste collection purulente, tant sur sa face interne que sur l'externe ; on peut l'évaluer à un litre. L'os est dénudé dans presque toute son étendue ; toute la portion cartilagineuse en est détachée et adhère aux tissus. L'articulation sacro-iliaque droite est détruite, ligaments et cartilages. La collection purulente interne communique avec l'externe par cette voie et le bord inférieur de l'ilium ; l'épine sciatique est entièrement dénudée ; il y a de nombreux clapiers, dont l'un entoure tout le segment droit du rectum. L'articulation coxo-fémorale ne communique pas avec la poche ; la surface du cartilage n'est pas altérée, non plus que les ligaments ; la synoviale ne contient que quelques gouttes de pus sans aucune trace d'inflammation ; dans les tissus environnant la jointure quelques petits abcès, mais sans membrane pyogénique.

Dans l'abdomen, nous trouvons le foie et la rate sains ; quelques arborisations sur la muqueuse intestinale. Les reins et surtout le droit sont parsemés de petits dépôts purulents. Le pancréas est d'une dureté cartilagineuse ; à la coupe, on dirait du tissu squirrheux. Le péritoine est sain, un peu d'épanchement séreux. A la poitrine les lésions sont plus prononcées ; les poumons sont hépatisés dans leurs lobes inférieurs en arrière ; ils contiennent un grand nombre de petits abcès dont le plus gros peut avoir le volume d'une aveline, les moindres celui d'une tête d'épingle. On ne les trouve pas seulement dans les parties hépatisées, mais dans le parenchyme sain. Quelques adhérences légères de la plèvre, un peu d'épanchement, pas de tubercules.

Le péricarde est le siége d'une phlegmasie intense avec épanchement considérable de sérosité citrine ; toute la surface de la séreuse est recouverte de pseudo-membranes épaisses et peu résistantes qui se détachent facilement. Elles forment un enduit jaunâtre, chagriné et ressemblant à deux tranches de pain recouvertes de beurre, qu'on aurait accolées pour les séparer ensuite brusquement. L'endocarde est sain ; on remarque seulement en deux ou trois points quelques goutelettes de pus qu'on prendrait à première vue pour les points d'attache des tendons valvulaires ; caillots fibrineux dans les ventricules.

Le cerveau n'a pas été examiné.

CARIE VERTÉBRALE

Nous avons traité trois cas de cette affection ; nous ne reproduirons que le suivant :

Obs. 31. — Pillion, Victor, 16 ans, entre le 12 décembre 1862, dans le service où nous le retrouvons à notre rentrée en mai 1863. — Il nous raconte qu'il est malade depuis le mois de mars 1862 ; que déjà antérieurement à cette date, il présentait une gibbosité ancienne. Son père jouit d'une bonne santé ; sa mère est morte jeune ; mais il ne sait de quelle affection ; sa sœur se porte bien. Sa maladie débuta par une violente douleur qui l'empêchait de respirer. Le médecin qui l'examina, lui dit qu'il avait la colonne vertébrale déplacée et lui fit faire un corset qu'il garda peu de temps. Un autre médecin conseilla d'en fabriquer un en fer qu'il garda deux mois, mais avec une grande gêne ; lorsqu'il le quitta, on reconnut qu'il avait dans la région lombaire gauche un abcès gros comme un œuf. L'abcès fut incisé, il en sortit une grande quantité de pus bien lié, mêlé d'un peu de sang ; on y appliqua des cataplasmes ; un mois après il s'aperçut qu'il sortait aussi de petits os. Comme traitement interne, il prit de la teinture d'iode cinq à six gouttes dans un verre d'eau, et aussi des os calcinés. Le trajet fistuleux coulait encore lorsqu'il entra à l'Hôtel-Dieu.

En janvier, une nouvelle tumeur se developpa du côté droit au niveau du pli inguinal ; on fit une incision qui donna issue à beaucoup de pus, puis on y poussa des injections iodées. Peu après, il en sortit un séquestre gros comme le petit doigt. Le malade fut soumis aux pilules et sirop d'iodure de fer et à l'huile de foie de morue. Au moment de notre rentrée, nous le trouvons dans l'état suivant : les plaies lombaire et inguinale suppurent toujours ; la première est située au niveau de la première vertèbre lombaire, la gibbosité ancienne occupe la région dorsale. L'état général est satisfaisant ; peu de toux ; à l'auscultation, pas de signes de tubercules ; les digestions sont bonnes ; pas de diarrhée ; un peu de sueurs. Devant le résultat négatif produit par les injections iodées, nous pensâmes à un autre agent : la liqueur de Villate. Une première injection fut faite par la plaie antérieure, elle pénétra peu profondément et ne fut pas bien douloureuse ; une deuxième fut pratiquée le 18 mai par la fistule postérieure, elle fut au contraire accompagnée de douleurs extrêmement vives et ressortit par la fistule antérieure. Les jours suivants, la suppuration diminue très-sensiblement, en même temps qu'elle devient plus séreuse.

Le 24, nouvelle injection, qui amène encore une moindre sécrétion du pus.

Le 4 juin, nous avons dû arrêter l'huile de foie de morue ; nouvelle injection qui passe d'une fistule à l'autre, moins douloureuse. Le malade accuse un peu d'oppression ; rien à l'auscultation. Sirop antiscorbutique ioduré ; tannin, à 40 centigr., contre les transpirations qui sont devenues profuses.

Le 8 juin, le tannin a tari les sueurs ; le pus, plus abondant pendant deux jours, est devenu plus séreux.

Le 12, encore une injection, qui arrache des cris au malade.

Le 16, les deux fistules tendent à se refermer, surtout l'antérieure dans laquelle on a peine à introduire la canule.

29 juin. Depuis la dernière note, le mieux n'a pas persisté ; le malade est très-faible ; deux injections ont été pratiquées.

7 juillet. Même état général ; souvent de la fièvre. La fistule postérieure qui s'était refermée pendant quelques jours, s'est

enflammée et rouverte ; le pus redevient plus lié et plus abondant. Pendant les mois de juillet et d'août, une seule injection a été faite, le malade les refusant d'une manière absolue. Quelques petites esquilles sont sorties par la fistule antérieure. Le malade finit par perdre patience et demande à rentrer dans sa famille qui habite la campagne ; il nous quitte le 20 septembre.

Nous avons appris qu'il avait succombé dans la première quinzaine de novembre.

REMARQUES. — L'application, peut-être un peu hardie mais tout au moins justifiée par la gravité du cas, que nous avons faite de la liqueur de Villate, bien qu'elle n'ait pas amené la guérison, a servi à apprécier l'influence éminemment cicatrisante de cette préparation. Les modifications qu'elle a apportées chaque fois dans la suppuration, le retrécissement, momentané il est vrai, des fistules nous prouve tout le parti qu'on peut en tirer dans certains cas où les lésions osseuses seraient moins profondes. Du reste, nous n'avons jamais observé de phénomènes toxiques qui puissent lui être rapportés.

OBS. 32. — *Carie du scaphoïde, ablation de cet os. — Nouvelle carie des os du pied.*

Cornaire, Pierre, 41 ans, surveillant de l'hospice des orphelins, d'une très-mauvaise constitution, a eu déjà le premier métatarsien enlevé pour une nécrose, il y a plusieurs années. Il entre pour une carie du pied droit, qui paraît limitée au scaphoïde. Le début de cette nouvelle affection remonte à plus d'un an, et n'a suivi que de peu la première opération. Malgré cela, et avant d'en venir à une amputation, nous lui enlevons l'os malade. Pour cela, une incision elliptique de 5 à 6cm est faite sur le bord interne et la face supérieure ; nous formons un petit lambeau que nous détachons de toutes ses adhérences; après quoi nous incisons les ligaments qui maintiennent le scaphoïde, et l'enlevons. Puis nous explorons avec le doigt les surfaces articulaires qui nous semblent bien saines ; pansement simple à la glycérine. Il s'établit une suppuration abondante qui se tarit peu à peu, et la cicatrisation est presque complète, lorsque les os voisins se prennent. On ne pouvait plus songer à une opération de détail, il fallait amputer au-dessus des malléoles ; mais le malade refuse de se soumettre à cette nouvelle opération, et quitte le service après un séjour de plusieurs mois, pendant lesquels nous avons essayé beaucoup de traitements internes : amers, iodures, arsénicaux, huile de morue, etc. Quelques injections de Villate ont aussi été pratiquées.

Peu de temps après il se rendit à Paris, dans le service de M. Nélaton, où il subit l'opération qu'il avait refusée chez nous. Envoyé en convalescence à Vincennes, une chute sur le genou gauche amena une arthrite suppurée, et exigea l'amputation de la cuisse de ce côté. C'est dans cet état que nous le vîmes à Paris, en novembre 1865. La plaie de la dernière opération n'était pas encore cicatrisée. Quant au moignon droit qui s'était fermé pendant plusieurs mois, il était rouvert depuis peu.

Tels furent du moins les renseignements que nous donna le malade ; son état général n'était pas aussi fâcheux qu'aurait pu le faire supposer cette série de mutilations.

Depuis, nous avons appris que Cornaire avait été renvoyé dans son pays, l'Auvergne, et qu'il avait succombé dans les premiers jours de 1866.

CHAPITRE TROISIÈME

ENTORSES

17 cas d'entorses ont été soignés ;
13 occupaient l'articulation tibio-tarsienne.
2 celle du coude.
1 le genou.
1 le poignet.

Elles n'ont rien présenté de remarquable, le traitement employé à consisté dans le repos, les résolutifs, les frictions alcooliques ; depuis quelques temps nous avons employé à plusieurs reprises le massage, et nous nous en sommes bien trouvé.

LUXATIONS

Nous avons traité 14 luxations qui se répartissent ainsi :

Luxations	de l'épaule	7
Id.	de la clavicule	2
Id.	du coude	2
Id.	du pouce	1
Id.	du genou	1

ÉPAULE

Comme toujours, les luxations de l'épaule ont été de beaucoup les plus fréquentes ; elles ont cédé à l'emploi des procédés ordinaires ; celui que nous employons souvent consiste, le malade étant placé sur une chaise, à poser notre genou sous son aisselle, le pied appuyant sur le siége, et à faire opérer des tractions horizontales, en même temps que nous faisons agir l'humérus comme un bras de levier. Nous n'avons observé qu'une seule luxation sous-glénoïdienne, la voici :

Obs. 33. — Gilleron, François, 70 ans, entre le 27 mai 1862; il a fait, nous dit-il, le jour même, une chute sur l'épaule gauche. Voici ce que nous constatons : saillie très-prononcée de la voûte acromio-claviculaire; le membre paraît très-allongé, et en effet, à la mensuration, il présente une allongement de 2cm et demi. Si l'on explore la jointure, on sent un vide considérable sous la voûte, et comme le malade est très-maigre, on atteint presque la cavité glénoïde. Dans le creux sous-claviculaire pas de tumeur ; on en rencontre au contraire une sous la peau à la partie inférieure de l'aisselle. Le coude est écarté du tronc, le bras dans la flexion ; les mouvements de l'articulation sont extrêmement douloureux et difficiles. La réduction fut facile ; le malade, assis sur la chaise, je place mon genou sous son aisselle, une traction est faite horizontalement par deux infirmiers, puis je commande d'abaisser brusquement le coude, et la tête rentre immédiatement.

Les suites en furent très-heureuses, et le malade sortit le 4 juin.

Dans une autre circonstance, nous avons constaté une complication dont nous n'avons pu nous rendre un compte exact.

Obs. 34. — Armand, 16 ans, le 18 août 1865, en courant tombe sur le coude gauche ; je le vois deux heures après l'accident ; tuméfaction très-prononcée de l'épaule avec ecchymose à la partie antérieure. En un mot, il présente tous les signes de la luxation sous-coracoïdienne. La réduction en est facile par le procédé cité plus haut, mais il persiste un craquement que nous n'avions pas perçu avant la réduction. Nous explorons la clavicule qui est intacte ; il nous semble en être de même de l'acromion et de l'épine de l'omoplate. Cette crépitation qui est bien sèche, osseuse, se produit par les mouvements spontanés ou communiqués du bras, elle n'est pas sensible par la pression directe. Devons-nous l'attribuer à une solution de continuité du rebord de la cavité glénoïde ?

Le 29 août, le craquement existe encore, les mouvements sont un peu difficiles.

A partir du 7 septembre, je ne perçois plus de crépitation ; l'articulation conserve une certaine raideur ; les mouvements d'abduction et de rotation sont encore douloureux.

A la fin du mois, ils sont presque entièrement rétablis, à ce point que le malade peut porter la main à la nuque. Il sort bien guéri le 2 octobre.

Un autre blessé était entré pour une fracture de l'extrémité inférieure du radius ; lorsque celle-ci fut réduite et l'appareil appliqué, nous reconnûmes une luxation sous-coracoïdienne du même côté, qu'heureusement nous pûmes réduire sans grand effort.

CLAVICULE

Une luxation siégeait à l'extrémité externe, l'autre à l'interne. Voici ce dernier fait :

Obs. 35. — Wagret, cordonnier, 45 ans, fait une chute d'une

échelle sur l'angle d'une commode ; il éprouve immédiatement une syncope qui dure plus d'un quart d'heure. Nous le voyons tout de suite après l'accident et nous constatons une luxation incomplète de l'extrémité interne de la clavicule ; c'est-à-dire au-dessus du sternum une saillie très-prononcée qui disparaît lorsqu'on élève le bras et qu'on porte en même temps le coude en avant ; déplacement qui se reproduit aussitôt qu'on abandonne le membre. A la mensuration on constate que les deux clavicules ont la même longueur ; pas de crépitation ; mouvements spontanés du bras très-douloureux.

A peine entré, le malade exige sa sortie ; nous avons su depuis que malgré l'absence de traitement, il a conservé tous les mouvements de son bras.

Obs. 36. — La seconde luxation fut déterminée chez une vieille femme de 70 ans, par une chute sur le moignon de l'épaule ; elle était aussi incomplète, les mouvements étaient peu gênés, excepté celui d'abduction forcée. Nous nous contentâmes d'appliquer l'écharpe de Mayor ; mais il nous fut impossible de la maintenir bien réduite.

COUDE

Les luxations du coude présentent presque toujours de l'intérêt, à cause des complications fréquentes qui les accompagnent. Voici les deux cas observés par nous :

Obs. 37. — *Luxation du coude en dehors.*

Lancelle, 14 ans, tombe le 25 juillet 1862 sur le poignet droit. Immédiatement, douleur très-vive dans la région du coude ; impossibilité d'exécuter aucun mouvement. L'enfant m'est amené aussitôt, et présente les lésions suivantes :

Le membre droit n'a plus sa direction normale ; au bord externe, au-dessus du niveau du pli du coude existe une dépression profonde, au-dessous de laquelle nous sentons une saillie assez considérable que l'absence du gonflement me permet de reconnaître pour la tête du radius. Le tendon du triceps est dévié vers le bord externe ; au bord interne, dépression au-dessous de l'épitrochlée qui est très-saillante ; diamètre transversal du coude fort augmenté ; mouvements limités et pénibles.

Nous diagnostiquons une luxation incomplète et en dehors de l'avant-bras. La réduction fut facilement obtenue par une pression simultanée sur les saillies interne et externe, pendant que le père de l'enfant pratiquait l'extension.

Le lendemain, il y avait une tuméfaction considérable qui décida le petit malade à entrer à l'hôpital. Nous sentîmes alors une crépitation sèche indiquant une fracture légère, mais qui n'appartenait à aucune des apophyses de l'humérus ; le bras fut placé simplement dans une écharpe de Mayor. La crépitation persista pendant plusieurs jours et, après un mois de séjour à l'hôpital, le malade put sortir ; l'extension n'était pas encore tout-à-fait complète ; les autres mouvements étaient bien revenus.

Obs. 38. — *Luxation du coude en arrière, probablement compliquée de fracture.*

Mareuil, Antoine, 42 ans, était monté sur le derrière de son tombereau arrêté, lorsque le cheval partit subitement ; la secousse fit tomber le conducteur, dont le coude gauche porta sur le pavé. Il refusa les soins du médecin qui fut appelé sur le moment, et demanda à être transporté à l'Hôtel-Dieu. Ces démarches firent éprouver beaucoup de retard, et nous ne le vîmes que vingt-quatre heures après l'accident, le 28 décembre 1864. Examen du membre : tuméfaction extrême du coude et de tout l'avant-bras gauche ; ecchymose ; peau tendue, luisante. L'avant-bras est un peu fléchi, en demi-pronation ; le moindre mouvement, le moindre toucher déterminent une douleur excessive. Le gonflement est tel qu'il est difficile de reçonnaître les saillies osseuses. L'olécrâne seul est très-proéminent ; au-dessus existe une dépression légère ; à la partie externe et surtout en dedans, on détermine par la pression une douleur vive, mais limitée, en même temps qu'une crépitation très-sensible. En avant, déformation, effacement du pli du coude.

Malgré le peu de précision que la tuméfaction nous permet de donner à notre diagnostic, nous croyons à une luxation en arrière. Pour combattre le gonflement, nous faisons appliquer quinze sangsues autour de la jointure, puis des cataplasmes arrosés d'eau blanche.

Le lendemain, le gonflement est suffisamment diminué pour que nous puissions nous rendre un compte plus exact des lésions. L'olécrâne fait une saillie qui paraît plus prononcée que la veille ; le vide qui le surmonte est aussi plus complet. Il conserve ses rapports avec la tête du radius et avec l'épitrochlée qu'on peut seule sentir ; par la pression sur cette dernière, on détermine une crépitation bien marquée. A la partie antérieure, on constate une extrémité osseuse occupant toute la largeur de l'article et qu'il est facile de reconnaître, comme formée par l'extrémité inférieure de l'humérus ; par la pression en ce point, on ne détermine pas de crépitation ; aucun mouvement spontané.

La luxation m'était démontrée par la saillie de l'olécrâne et le vide complet qui la surmontait, par la tumeur de la partie antérieure, par la difficulté que j'éprouvais à réduire ; mais un signe contradictoire me faisait hésiter, c'était la persistance des rapports de l'olécrâne avec l'épicondyle et sûrtout avec l'épitrochlée, ensuite la crépitation qu'on percevait en pressant directement sur cette apophyse ; nous devions donc compléter notre diagnostic de luxation, en admettant comme probable une fracture de l'épitrochlée.

Pour opérer la réduction, un aide maintenant fortement l'aisselle, l'avant-bras aussi fléchi que possible, nous fîmes exercer de vigoureuses tractions, en même temps que nos pouces appuyaient sur l'olécrâne, et après quelques minutes les extrémités osseuses reprenaient leur place ; la crépitation persiste au niveau de l'épitrochlée. Le membre fut placé dans une gouttière coudée et arrosée d'eau blanche.

Le 2 novembre, la tuméfaction diminue ; les mouvements de pronation et de supination sont possibles mais douloureux ; l'extension est assez limitée ; toujours de la douleur en dedans avec crépitation ; il n'y a pas eu de réaction ; il mange depuis deux jours la demi-portion matin et soir.

Le 7, on applique une gouttière de carton mouillé et coudé.

Le 22, plus de gonflement ; on imprime quelques mouvements légers ; l'extension est difficile.

Dès le 4 décembre, j'exerce le membre chaque jour ; tout appareil a été enlevé.

Le 15, nous commençons les douches froides. A la fin du mois il porte la main à l'occiput.

Il sort le 23 février ; les mouvements sont à peu près complets. Depuis le mois de mars 1865, il nous est rentré comme infirmier.

OBS. 38 BIS. — *Luxation du pouce.*

Carigan, Louis, entre le 4 août 1863 pour une luxation du pouce droit. La veille, étant ivre, il est tombé de sa hauteur sur la main. Le doigt est dans l'extension forcée ; on sent très-bien en avant la tête du métacarpien déplacée, et en arrière une dépression correspondante. Les mouvements de flexion sont impossibles. Des efforts de réduction, assez prolongés, n'amènent aucun résultat et sont très-douloureux ; nous nous proposions d'employer des moyens plus actifs, lorsque notre collègue, par une pression légère et presque sans traction, parvint à réduire. Le malade sort le 14 août ayant recouvré tous les mouvements de son pouce.

Un blessé qui figure au chapitre des amputés, présentait une luxation incomplète du genou ; nous renvoyons pour ce cas à l'Obs. 106.

CHAPITRE QUATRIÈME

Les maladies chroniques des articulations se rapportent aux épanchements et aux tumeurs blanches.

HYDRARTHROSES

Les hydrarthroses sont au nombre de neuf, six chez les hommes, trois chez les femmes. Nous les avons traitées par les vésicatoires répétés, et nous sommes presque toujours arrivé à une guérison solide. Nous répugnons à pratiquer la ponction suivie d'injection iodée, parce que nous avons toujours présent à l'esprit un cas de ce genre observé au début de notre pratique, et qui fut accompagné d'accidents inflammatoires très-inquiétants malgré les précautions prises. Dans un seul cas nous eûmes une reproduction du liquide ; la malade d'une constitution scrofuleuse manifestée, entre autres symptômes, par une kératite interstitielle chronique, se trouve très-probablement au début d'une tumeur blanche.

TUMEURS BLANCHES

Dix-sept malades sont entrés pour des tumeurs blanches ; elles occupaient :

L'épaule	2
Le poignet	4
La hanche	3
Le genou	3
Le pied	5
TOTAL	17

Dans cinq cas nous avons dû recourir à l'amputation. (Obs. 87, 101, 103, 104, 109.)

Le traitement a consisté à l'intérieur, dans les ferrugineux, l'huile de morue, les arsénicaux, les amers ; à l'extérieur, les vésicatoires, cautères, cautérisations transcurrentes, et surtout immobilisation et compression par les appareils inamovibles dextrinés ou silicatés et ouatés ; nous avons aussi employé les injections modificatrices ; et dans le fait suivant celle de Villate a amené un très-heureux résultat.

Obs. 39. — Liétard, Désiré, 50 ans, entre le 20 novembre 1863 dans le service de médecine, pour une douleur de l'épaule qui avait été regardée comme rhumatismale. On reconnut bientôt qu'elle était du ressort de la chirurgie, et le malade descendit dans notre salle. Voici dans quel état nous le trouvons : Liétard est émacié, d'un teint cachectique, il porte une gibbosité ancienne. Depuis quatre semaines; il souffre de l'épaule droite, qui est tuméfiée ainsi que le bras et surtout l'avant-bras. La peau est rouge au niveau du deltoïde, qui est atrophié ; les mouvements spontanés du membre sont presque nuls ; provoqués, ils sont très-douloureux. Fièvre continue. Nous diagnostiquons une arthrite, et faisons appliquer quinze sangsues à la partie postérieure, où il y a surtout du gonflement. Sous l'influence de ce traitement et des cataplasmes, le gonflement diminue ; il se limite à la face antérieure et interne le long du biceps ; on perçoit de la fluctuation en avant et en arrière du deltoïde ; la fièvre est tombée : huile de morue, vin de gentiane ; alimentation tonique.

Le 6 décembre, je remarque une dépression très-prononcée sous l'acromion ; au niveau de l'insertion humérale du deltoïde se forme aussi un angle très-sensible à la vue ; sous le pectoral, on sent bien la tête de l'humérus ; en un mot, il s'est produit une luxation spontanée sous-coracoïdienne. Sur le trajet de la longue portion du biceps, on reconnaît une fluctuation profonde. Le coude est un peu écarté du tronc et les mouvements sont presque nuls. Etat général mauvais, toux fréquente, bien que l'auscultation ne fasse rien découvrir dans le poumon. L'huile a déterminé de la diarrhée, nous la remplaçons par le sirop d'iodure de fer ; deux cautères sur les saillies formées par la capsule articulaire.

Le 8, une incision est faite sur le point fluctuant de la coulisse bicipitale ; à notre grand étonnement, il ne sort pas de liquide ; une mèche est introduite dans la plaie ; le lendemain, issue d'une petite quantité de pus.

25 décembre. Depuis l'incision, le pus était peu abondant, bien qu'il y eût diminution du gonflement et amélioration de l'état général, lorsqu'hier un flot de pus séreux s'est fait jour par l'ouverture ; avec le stylet, nous constatons un décollement remontant vers la jointure. La tête humérale a repris sa position normale ; à la région sous-épineuse on sent aussi de la fluctuation ; la peau y rougit.

Le 28, incision dans ce point, issue d'une grande quantité de pus plus lié ; avec le stylet on constate du décollement, mais on n'atteint pas de portion osseuse altérée. L'état général est moins inquiétant.

Vers le 15 janvier, le malade est pris de fièvre, de diarrhée, de toux, de sueurs ; une nouvelle collection purulente se forme sous le grand pectoral ; incision, pus mal lié, d'une odeur infecte ; les autres incisions coulent toujours. Je me décide à pratiquer une injection de liqueur de Villate étendue de moitié d'eau ; elle ressort par les autres fistules, sans déterminer de douleurs très-vives.

Nouvelles injections les 17 et 19, la suppuration est moins infecte ; la fistule postérieure par laquelle on poussait l'injection se rétrécit ; les injections n'amènent pas à leur suite d'inflammation aiguë. L'appétit est nul, le malade ne veut que du laitage.

Les 21 et 23, injections non étendues ; le pus est moins abondant et plusépais.

8 février. On a continué les injections tous les deux jours ; l'injection d'hier, poussée avec force, a fait sortir une grande quantité d'un liquide filant, visqueux, à peine purulent. Le décollement est moindre ; plus de toux ni de dévoiement ; l'appétit est bon.

17 mars. Plusieurs injections depuis la dernière note ; les fistules sont fermées.

Le 10 avril, le malade sort en très-bon état ; l'épaule a recouvré ses fonctions. Il a repris un peu d'embonpoint. Nous l'avons revu depuis ; rien n'est revenu à l'épaule.

CHAPITRE CINQUIÈME

MALADIES DES GAINES TENDINEUSES

INFLAMMATION

C'est surtout au poignet et le long des extenseurs du pouce que l'on observe de véritables inflammations des gaînes tendineuses, que nous n'avons jamais vu se terminer par suppuration ; excepté dans un cas que nous citerons plus loin. La profession des malades donne souvent la raison de cette affection. Le traitement a été émollient et antiphlogistique ; sangsues, cataplasmes, vésicatoires volants, bains, onctions mercurielles, etc.

Nous avons observé une fois une synovite des péroniers latéraux.

Obs. 40. — Il s'agissait d'une jeune fille de 21 ans, entrée le 19 novembre 1864, accusant une vive douleur survenue sans cause, le long des péroniers latéraux ; il y avait tuméfaction, dirigée dans le sens de l'axe du membre, douleur à la pression, peu de fluctuation, un peu de crépitation fine dans les mouvements, qui étaient douloureux, surtout celui d'abduction du pied ; un peu de fièvre. Nous appliquâmes six sangsues et des cataplasmes ; bains, etc. L'amélioration fut assez rapide, cependant dans les premiers jours de décembre, comme la malade conserve encore de la gêne et de la douleur, nous appliquons un vésicatoire et des onctions mercurielles quelques jours après.

Le 15 décembre, elle commence à bien marcher ; elle sort le 26 bien guérie.

Nous pouvons peut-être rapporter à la même affection l'observation suivante :

Obs. 41. — *Entorse. — Abcès du pied.*

Dergué, François, cloutier, 40 ans, se fait une entorse du pied droit, et entre le même jour, 22 juin 1865, dans notre service. Nous constatons les signes ordinaires de l'entorse et prescrivons les applications froides. Le 25, nous remarquons que le gonflement s'est limité au cou-de-pied le long et en dedans du tendon du jambier antérieur ; la peau est un peu rouge et enflammée ; il n'y a pas de fluctuation : six sangsues, cataplasmes.

Le 29, la fluctuation est évidente ; nous pratiquons une incision de 4cm le long du bord interne du tendon ; il sort du pus bien lié ; la peau est décollée et l'on sent la pédieuse battre au côté externe du tendon ; pas de dénudation osseuse ; l'abcès se déterge les jours suivants.

Le 10 juillet, il est cicatrisé, mais le malade conserve dans les mouvements un peu de gêne, qui a disparu le 17 juillet, lorsqu'il quitte le service.

Nous reproduisons ici, bien qu'appartenant à l'année 1866 l'observation suivante d'une affection peu commune et qui n'a réellement été bien étudiée que dans ces dernières années.

Obs. 42. — *Synovite tendineuse du médius droit.*

Busin, Augustine, domestique, 53 ans, entre dans notre service le 19 janvier, n'est plus réglée depuis huit ans, pas de maladies sérieuses antérieures. Il y a trois ans et demi, elle vit se développer sur le médius droit au niveau de la 3me phalange et au bord externe, un petit tubercule qui s'est ulcéré et à donné pendant très-longtemps du pus, mais en petite quantité. Environ un an après, un deuxième tubercule s'est montré de la même façon, à la partie médiane de la face dorsale de la deuxième phalange. Cette ulcération existe encore ; avec le stylet, on constate un décollement se dirigeant en avant vers le bord externe et un peu au-dessus de la première fistule. Il y a un an et demi, nouveau tubercule sur la face postérieure de la première phalange ; le stylet s'y dirige vers le bord interne du doigt de dedans en dehors et d'arrière en avant. Sur toute la face dorsale du médius, la peau est rouge surtout vers le bord interne. Au bord externe et à la face palmaire du doigt, ni gonflement ni fistule.

Au niveau de la saillie du 3me métacarpien et du côté de la paume existent deux tubercules, l'un supérieur et interne, tenant à la branche inférieure de l'M, l'autre inférieur et externe.

Toutes ces lésions sont accompagnées de très-peu de gonflement ; le stylet ne fait constater aucune dénudation osseuse ; il pénètre dans un tissu fougueux et donne lieu à un léger écoulement sanguin. Les jointures ne sont nullement malades et ont conservé leurs mouvements ; la suppuration est peu abondante. Aucun engorgement des ganglions épitrochléens ou axillaires ; peu de douleur.

En présence de cette affection bizarre, nous avouons que nous fûmes très-embarrassé pour porter un diagnostic, et nous le suspendîmes quelques temps avant de nous prononcer. Une indication se présentait tout d'abord, qui ne pouvait que l'éclairer, c'était le débridement de tous ces trajets : ils furent tous incisés, et il ne s'en écoula que peu de sang ; nous pûmes alors bien nous convaincre que les os n'étaient pas malades, ce que nous avions déjà soupçonné. Sur la face dorsale de la première phalange, le tendon extenseur est découvert, mais seulement par son bord interne, le reste de sa surface est recouvert par du tissu fougueux. Les plaies furent pansées avec de la charpie sèche, en même temps que le doigt était badigeonné à la teinture d'iode.

Sous l'influence de ce traitement, les bords s'affaissent, des bourgeons charnus de bonne nature se développent, en un mot, la cicatrisation paraît se faire.

Le 31, un petit abcès se forme sur la face dorsale de la première phalange, une incision est faite au bord externe du tendon parallèlement à celui-ci et donne issue à une petite quantité de pus assez bien lié. Tous les deux jours, nous touchons les plaies avec la liqueur de Villate. Dans l'hypothèse d'une diathèse syphilitique, nous prescrivons à la malade de la tisane de Feltz, iodure de potassium, pilules de ciguë, etc. Cette médication n'amène d'autre résultat que d'altérer les fonctions de l'estomac, sans agir sur l'affection locale, qui présente des alternatives d'aggravation et de mieux. Dans le courant de février, se développent, surtout au niveau de l'incision palmaire, des fongosités mollasses, que nous réprimons avec le nitrate d'argent, non sans de vives douleurs.

C'est la persistance de cet état stationnaire qui nous met sur la voie du véritable diagnostic. C'était en effet une inflammation de la gaîne des tendons avec production de fongosités que nous avions à traiter ; ce qu'on a appelé dans ces derniers temps la *Synovite tendineuse chronique.* Il était du reste facile de vérifier cette idée par le diagnostic différentiel.

L'affection qui paraissait devoir le plus s'en rapprocher était la dégénérescence cancéreuse ; mais dans ce cas, outre la marche plus rapide, le développement presque fatal des ganglions lymphatiques, l'altération se propage successivement à tous les tissus ; les bords ulcérés de la peau sont eux-mêmes dégénérés, et ne sont pas comme dans le cas présent, pour ainsi dire taillés à l'emporte-pièce ; puis ces fongosités ont plus de consistance, sont plus vasculaires que celles-ci, et saignent abondamment au moindre contact. Ces fongosités ne pouvaient être attribuées à une altération des synoviales des petites articulations ; car le corps des phalanges était seul pris ; les jointures se mouvaient sans aucun craquement ; de plus ces fongosités étaient limitées à uue seule face au lieu d'entourer la jointure.

Notre diagnostic ne pouvait plus faire de doute, mais nous avions bien encore à tâtonner pour instituer le traitement assez mal posé jusqu'à ce jour. Après avoir abandonné les cautérisations au nitrate d'argent dès les premiers jours de mars, nous essayâmes la compression avec les bandelettes de sparadrap simple, puis à la ciguë. Pendant environ trois semaines, nous obtînmes une grande amélioration et la guérison nous paraissait prochaine ; mais cet espoir ne fut pas de longue durée et si en réalité le doigt allait mieux, les fongosités palmaires repullulaient avec plus de vigueur. C'est à ce moment que nous constatâmes sur le tendon fléchisseur de l'index un point induré qui dans les mouvements nous donnait la sensation de ce que Nélaton a décrit sous le nom de *doigts à ressorts*. Les fongosités furent quelques temps réprimées avec le nitrate acide de mercure, mais nous n'arrivions pas à des résultats bien satisfaisants.

Le 17 avril, nous nous décidâmes à pratiquer l'ablation des fongosités, et nous fîmes un premier essai sur la face dorsale de la première phalange. Pour cela, la malade étant chloroformée, deux incisions longitudinales furent faites de chaque côté du tendon, puis réunies par une transversale ; ce lambeau quadrilatère fut ensuite détaché, et nous trouvâmes le tendon sain au milieu de fongosités végétantes. Avec le bistouri nous en enlevons tout ce que nous pouvons, après avoir disséqué avec soin le tendon ; nous pratiquons une abrasion assez difficile à cause du peu de consistance du tissu qui est grenu, lobulé, d'un gris rosé, infiltré d'un suc visqueux ; l'écoulement de sang est très-faible. Nous réappliquons le lambeau, que nous maintenons avec des bandelettes.

Les jours suivants, la réunion du lambeau se fait assez bien, avec un peu de suppuration sur les bords toutefois ; mais de nouvelles végétations ne tardent pas à le soulever, en même temps que du côté de la paume de la main l'altération semble remonter le long du tendon fléchisseur.

Devant le peu de succès de l'expérience que nous venions de tenter, et en présence du vif désir exprimé depuis longtemps par la malade d'être débarrassée de son doigt, nous pratiquons l'amputation le 26 avril. Pour enlever le plus possible de tissu malade, nous adoptons l'ablation dans la continuité ; la malade étant chloroformée, nous employons le procédé en raquette, incision sur la face dorsale, partant de l'articulation carpo-métacarpienne et venant contourner la phalange à 1^{cm} environ de l'articulation métacarpo-phalangienne ; les tissus sont disséqués tout autour de l'os, et lorsque toutes les adhérences sont détruites, nous le coupons obliquement avec la pince de Liston ; après quoi nous enlevons le plus possible des tendons fléchisseurs et nous pratiquons avec soin l'abrasion de la gaîne et de ses fongosités. Une seule ligature de collatérale fut nécessaire; l'arcade palmaire ne fut pas atteinte; pansement simple à la glycérine, les doigts bien rapprochés.

L'examen du doigt enlevé confirme notre diagnostic ; il n'y a aucune altération des os ni des articulations ; fongosités nombreuses tout le long de l'extenseur, limitées à la première phalange pour le fléchisseur ; les tendons sont tout-à-fait sains.

Le lendemain, il y eut une fièvre assez vive, mais qui disparut dès le 28. Ce jour nous pansons et nous trouvons une tuméfaction très-considérable : la suppuration était déjà établie ou plutôt augmentée, car elle existait avant l'opération.

Le 30, gonflement de l'avant-bras, à la face postérieure et dans le voisinage du poignet.

Le 3 mai, la tuméfaction s'est limitée, et on constate à cinq travers de doigts de la jointure et sur la ligne médiane un abcès, qui est ouvert immédiatement ; il s'en écoule une petite quantité de pus ; cet abcès s'est très-probablement formé le long de l'extenseur du médius. Du côté de la plaie, la cicatrisation est presque complète, au bas, elle suppure encore en arrière. Des cataplasmes sont appliqués sur l'abcès.

Le 12 mai, il était guéri ; la plaie suppurait encore. A la fin du mois, nous enlevons un tout petit séquestre, avec la conviction que seul il entretenait la suppuration ; malheureusement il n'en était rien.

Le 11 juin, la petite fistule de la face palmaire n'est pas encore fermée, bien qu'il ne s'en échappe plus de fougosités ; celle de l'amputation n'est pas non plus cicatrisée.

Le 20, la malade un peu découragée demande sa sortie ; son état général est du reste très-satisfaisant.

Le 26, elle se présente à notre cabinet, elle a voulu travailler ; la main s'est de nouveau œdématiée, est devenue douloureuse, la suppuration a augmenté. Elle a une fièvre vive.

Nous la revoyons le 5 juillet, tout signe d'inflammation a disparu, la suppuration est presque nulle, les cicatrices sont déprimées, mais les fistules ne sont pas fermées.

La malade va passer quelque temps à la campagne. Depuis ce temps, la cicatrisation s'est faite spontanément et elle est aujourd'hui bien solide.

KYSTES SYNOVIAUX DU POIGNET

Deux malades sont entrés pour cette affection.

Obs. 43. — Bricart, Jules, coiffeur, 16 ans, entre le 21 mai 1863. Il porte une tumeur située sur la face dorsale de la main droite au niveau de l'articulation radio-carpienne. Le kyste occupe la gaîne des extenseurs du médius et de l'index ; il est du volume d'une noix ; la peau qui le recouvre est mobile ; en le saisissant profondément, il semble se détacher des os. Par une pression un peu forte faite pendant l'extension, le malade fait répandre le liquide le long de la gaîne jusqu'aux articulations métacarpo-phalangiennes, puis par la flexion des doigts, la tumeur se reforme immédiatement,

Ce kyste s'est développé sans cause connue et très-lentement ; aujourd'hui il gêne beaucoup le malade qui désire en être débarrassé ; aucun traitement n'a été suivi. Nous lui proposons la ponction suivie d'injection iodée ; après avoir hésité quelques temps, il se laisse opérer le 16 juin. La ponction laisse écouler un liquide de consistance gélatineuse tout-à-fait transparent et qui ne sort que par une pression soutenue; la poche est ensuite bien lavée avec de l'eau tiède ; puis on pratique l'injection iodée au tiers ; douleur très-modérée, aucune réaction. Il sort le 22 juin guéri.

Nous l'avons revu depuis pour une toute autre affection, son kyste ne s'est pas reproduit.

Remarques. — Les kystes de la face dorsale sont beaucoup plus rares que ceux de la face palmaire, ce dont l'anatomie rend très-bien compte. Mais ce qui nous a engagé à mentionner ce fait, c'est le siége de l'affection dans les coulisses de l'index et du médius, à l'exclusion des autres gaînes.

Obs. 44. — Guervin, Félix, 15 ans, entre le 8 février 1864, pour un kyste du poignet qui à déjà été écrasé, mais qui s'est bientôt reproduit. Il est situé à la face antérieure, vers le bord interne ; du volume d'une noix, il est un peu bilobé et mobile sous la peau. Par la ponction nous extrayons un liquide filant, très-limpide. La poche est lavée avec soin, puis nous poussons une injection de liqueur de Villate, qui détermine une douleur assez vive.

Le lendemain, le poignet et la main sont un peu gonflés, les jours suivants, ce symptôme disparaît, et le 20 février, il sort guéri.

CHAPITRE SIXIÈME

PLAIES

Pendant ces quatre années nous avons eu à traiter cent six plaies simples ou contuses, indépendamment de celles qui pouvaient compliquer d'autres lésions plus graves, telles que fractures, etc.

Au début de notre exercice, nous avons employé l'ancien pansement au cérat qui était en usage à l'Hôtel-Dieu ; mais nous n'avons pas tardé à en reconnaître les inconvénients et à le remplacer par la glycérine. Lorsque les plaies sont fortement contuses ou tendent à se sphacéler, lorsque leur cicatrisation est lente, nous employons le styrax, le vin aromatique, la solution chlorurée, l'alcool camphré ou l'acide phénique. Il est peu de ces observations qui méritent de figurer ici ; aussi nous contenterons-nous de reproduire les suivantes :

Obs. 45. — *Plaie contuse de la tête.*

Jean-Baptiste Lemaire, 34 ans, palefrenier, entre le 16 août 1862. Il a fait une chute de la fenêtre d'un grenier sur le pavé. Il en est résulté une vaste plaie dirigée dans le sens longitudinal, de 20 à 25cm d'étendue ; partie de la protubérance occipitale, elle atteint le milieu du frontal ; décollement des bords qui tendent à se renverser. J'applique des points de suture.

Les jours suivants il ne se développe aucun accident ; le sixième jour j'enlève les fils ; il s'est établi un peu de suppuration.

Le malade était aussi bien que possible, lorsque le 22, il demande à sortir en permission. Le lendemain, je constate autour de la plaie un gonflement considérable qui nous fait craindre un érysipèle ; il y a une fièvre intense avec un léger délire. Je prescris le tartre stibié en lavage et des applications de glycérine.

Le 24, il y a une grande amélioration ; la tuméfaction a presque entièrement disparu ; la fièvre est tombée ; l'émétique n'a pas agi sur le tube digestif.

Le 25, tout est rentré dans l'ordre ; légère suppuration au point de réunion des lambeaux ; pansement avec le vin aromatique.

Le 5 septembre, tout est cicatrisé. Il sort.

Obs. 46. — *Plaie du cou.*

D...... 50 ans, se fait, avec un rasoir, une large plaie au cou au niveau du cartilage cricoïde ; le larynx seul est atteint ; aphonie complète, pas d'hémorrhagie veineuse ou artérielle ; une suture entortillée est appliquée immédiatement. La voix reparaît ; il ne survient pas d'emphysème, un peu de suppuration se forma seulement à l'angle de la plaie, mais elle n'eut pas de durée.

Le malade sort le seizième jour bien guéri et ayant recouvré complétement la voix.

Obs. 47. — *Plaie du cuir chevelu. — Érysipèle gangréneux. — Mort.*

Laventure, Léonard, 56 ans, entre le 22 juillet 1863. Il est tombé, le 17, de plusieurs mètres sur le sommet de la tête ; cette chute a déterminé une plaie contuse.

Lorsque nous le voyons le 23 au matin, il est dans un état d'assoupissement très-prononcé, il répond cependant encore mais avec lenteur aux questions qu'on lui pose ; il y a de l'agitation et un peu de subdélirium. Nous ne savons s'il a des habitudes d'ivrognerie. La plaie est située à la partie postérieure transversalement au-dessus de la protubérance occipitale ; elle a 5 à 6^{cm} de long. Jusqu'ici elle n'a reçu aucun pansement et elle est recouverte d'un magma sanguinolent dans lequel sont agglomérés les cheveux ; pas de gonflement autour de la plaie ; engorgement de quelques ganglions cervicaux postérieurs. Le pouls est à 108, assez développé. La plaie est bien nettoyée et pansée à la glycérine ; en même temps, potion calmante éthérée, vastes sinapismes aux extrémités.

Le soir, je revois le malade, il a un délire extrêmement violent ; autour de la plaie s'est développée une tuméfaction considérable, qui s'est propagée à tout le cuir chevelu ; vive douleur au toucher. Je prescris une saignée de 500 grammes et sinapismes.

Le lendemain, l'érysipèle a pris le caractère gangréneux ; toute la tête est devenue noire, horriblement œdématiée ; sa figure n'a plus rien d'humain ; le délire est extrême ; le pouls filiforme, impossible à compter. Le malade reste encore quarante-huit heures dans cet état avant de succomber.

Obs. 48. — Richet, Jean-Baptiste, 39 ans, cocher, entre le 22 octobre 1864, pour des plaies de tête, produites par des coups de fourches. Il en a deux dont une assez fortement contuse. La première se cicatrise et est devenue le point de départ d'un érysipèle de la face et du cuir chevelu, qui a déterminé des accidents cérébraux très-intenses ; nous les avons calmés par les émissions sanguines et les opiacés. Dans la première semaine de novembre, ils avaient disparu, et le malade sortait le 23 novembre bien guéri.

Remarques. — Ces deux derniers faits sont les seuls cas d'érysipèle traumatique que nous ayons observés dans le service, et nous avons vu que le premier avait pris naissance hors de l'hôpital.

Nous n'avons traité qu'un seul cas de plaie de tête avec dénudation des os.

Obs. 49. — Duferrand, Paul, 48 ans, manœuvre, reçoit le 20 novembre 1863 sur la tête une brique tombée d'une grande hauteur. Il en résulte une plaie contuse sur le pariétal gauche ; aucun phénomène général. La plaie était en pleine suppuration, lorsque le 9 décembre, le malade prétend sortir. Il nous rentre le 28 et nous constatons deux pertuis donnant passage à du pus. Avec le stylet, je m'assure qu'il y a dénudation de la table externe du pariétal gauche, dans l'étendue d'une pièce de deux francs ; le choc du stylet y est très-net.

Le 29, je fais une première injection de liqueur de Villate, qui est médiocrement douloureuse ; nouvelle injection le 31. Après la première injection, il a accusé quelques éblouissements qui ne reparaissent pas aux suivantes.

Dans la première quinzaine de janvier, encore deux injections ;

Le 15, nous explorons avec le stylet, nous n'entendons plus le choc, la suppuration diminue.

Le 19, il ne sort que quelques gouttes de pus, la fistule est très-rétrécie ; c'est à peine si nous pouvons encore pousser du liquide.

Le 23, une croûte solide s'est formée sur la fistule. Il sort le 25.

Je le revois dix jours après, la croûte est tombée, et sous elle se trouve une cicatrice résistante.

CHAPITRE SEPTIÈME

BRULURES

Les brûlures que nous avons eu à soigner ont été au nombre de quarante et une. Notre traitement a consisté dans l'application du liniment oléo-calcaire et de la ouate. La glycérine, expérimentée trois ou quatre fois, a produit de vives douleurs. Nous nous sommes en général contenté d'un pansement par jour. Dans quelques cas où les plaies étaient fongueuses et tardaient à se cicatriser, nous les avons touchées avec la liqueur de Villate, mais nous avons dû y renoncer à cause des douleurs. Comme traitement général, nous avons employé l'opium et l'aconit, mais c'est surtout la saignée générale qui nous a paru jouir d'une grande efficacité, pour les brûlures étendues. Ce qui ne nous empêche pas, aussitôt que les accidents généraux paraissent conjurés, de recourir à une alimentation tonique.

La plupart de nos brûlures graves sont produites par des liquides bouillants, dans les brasseries, les sucreries ou les distilleries.

Quelques mots sur les malades qui ont succombé.

Obs. 50. — Cruck, François, 35 ans, tombe le 8 décembre 1861, dans une cuve d'eau bouillante ; il en résulte une brûlure occupant tout le siége, le périnée, les bourses, les cuisses, la région hypogastrique, les lombes et une partie du dos. Au deuxième degré dans la région postérieure, elle est au premier dans l'antérieure.

La nuit qui suit l'accident, fièvre intense, transpirations abondantes, quelques vomissements bilieux. Pansement ordinaire, aconit.

Les 10 et 11, la fièvre est moins vive ; gêne légère pour uriner.

Dans la nuit suivante survient un délire très-violent; le pouls est petit, filiforme ; les plaies ont un aspect et une odeur gangréneuse ; il s'éteint à cinq heures de relevée.

A l'autopsie, nous ne constatons aucune lésion viscérale ; un peu de liquide dans les ventricules cérébraux.

Obs. 51. — Léonard, Édouard, 30 ans, travaillait le 20 juin 1864 aux hauts-fourneaux d'Anzin, lorsqu'un jet de laitier en fusion vient l'atteindre sur presque toute la surface du corps. En certains points, surtout à la partie interne des cuisses, la peau est atteinte dans toute son épaisseur. Nous désirions pratiquer une saignée ; mais l'état des membres ne nous le permet pas.

Même traitement que ci-dessus. Dès le lendemain, délire, prostration, que rien ne peut combattre. Mort le 26. Pas d'autopsie.

Obs. 52. — Lacomblé, Augustine, tombe le 15 octobre 1863, sur le foyer : brûlure du côté droit de la face, du cou et de la poitrine ; réaction modérée ; pansement ordinaire. Pendant le courant de novembre, la cicatrisation marche bien, lorsque le 25 elle est prise de variole, affection qui règne épidémiquement. Nous apprenons seulement alors qu'elle n'a pas été vaccinée ; son état devient très-grave et elle succombe le 2 décembre.

CHAPITRE HUITIÈME

ANTHRAX

Les anthrax ont été peu nombreux et sans gravité, nous les traitons suivant leur volume par l'incision simple ou les incisions parallèles ; nous avons toujours obtenu une cicatrisation assez rapide.

Jusqu'ici nous n'avons pas constaté de sucre dans les urines.

PANARIS

Les panaris sont fréquents ; ils nous arrivent souvent à un degré très-avancé ; aussi présentent-ils dans beaucoup de cas des altérations osseuses. Nous sommes quelquefois arrivé à empêcher la nécrose ou à hâter l'élimination des séquestres au moyen de la liqueur de Villate.

ABCÈS

Le chiffre des malades atteints d'abcès a été de cent-deux. Beaucoup de ces collections purulentes n'étaient que des adénites suppurées, et l'on ne s'en étonnera pas, si l'on se rappelle la prédominence du tempérament lymphatique que nous avons déjà signalée chez notre population. Nous n'avons rien de particulier à dire au sujet de cette catégorie ; ouverts aussitôt que la fluctuation y est sensible, nous les traitons le plus souvent par le drainage.

Nous reproduirons les faits suivants :

Obs. 53. — *Abcès du périnée et des lombes.*

Bottiau, 36 ans, homme d'équipe, entre le 7 juillet 1865; bien constitué, tempérament sanguin. Depuis six semaines, il est souffrant ; sa maladie a débuté par une douleur vive dans le flanc gauche et a duré plusieurs semaines; il y a une dizaine de jours, le malade a remarqué du gonflement au périnée avec douleur lancinante. Ces phénomènes locaux s'accompagnaient d'un état général sérieux ; fièvre intense, inappétence, transpirations abondantes, qui ont amené un amaigrissement très-sensible.

A l'examen du malade, outre les signes précédents, qui persistent encore, nous constatons que la tumeur du périnée, du volume d'un œuf de poule, est située au côté gauche du raphé ; la peau y est fortement enflammée ; la fluctuation y est sensible. Le malade accuse une certaine difficulté dans l'émission des urines, qui sont très-limpides ; cette dysurie ne nous paraît due qu'à la compression de l'urèthre par l'abcès. Dans le flanc gauche, on ne constate ni tuméfaction ni fluctuation ; légère douleur à la pression. Nous avions affaire à un abcès périnéal, qui fut ouvert sans tarder et donna issue à un pus bien lié, sans aucune odeur. Cette évacuation fit disparaître la dysurie. Nous prescrivîmes des cataplasmes et des bains de siége répétés. A la suite de cette incision, survint une grande amélioration ; la fièvre diminua mais sans disparaître entièrement, et sans que l'appétit ne revînt.

Le 20, l'abcès périnéal suppure moins, mais le malade commence à se plaindre de nouveau de la douleur lombaire ; lorsqu'on presse sur les dernières fausses côtes gauches elle est surtout augmentée ; il y a de l'empâtement œdémateux de la région, mais la peau n'est pas enflammée, pas de fluctuation. Le facies est toujours très-altéré, les pommettes rouges ; rien à l'auscultation. Nous appliquons un vésicatoire qu'on fait suppurer jusqu'au 2 août. A cette date tous les symptômes ont augmenté, la douleur est excessive, nous ne doutons plus qu'il y ait du pus, mais nous ne le sentons pas ; la fièvre revient par accès quotidiens bien caractérisés, suivis de transpirations abondantes ; nous prescrivons 0.75 centigr. de sulfate de quinine.

Le 10 août, la fluctuation est sensible, je fais appliquer du caustique de Vienne à 3^{cm} de la dernière fausse côte. L'état général est toujours inquiétant ; les accès fébriles se sont amendés, mais l'appétit ne revient pas. L'abcès périnéal a été sondé à plusieurs reprises, sans y constater d'altération profonde ; aujourd'hui il est cicatrisé.

Le 17 août, l'escarre n'est pas encore détachée. La collection paraît vouloir se faire jour un peu plus haut. Je pratique une incision de 5^{cm}, au niveau du bord inférieur de la dernière côte ; après la peau, j'incise le grand dorsal, et ne voyant pas sourdre de pus, je décolle les fibres musculaires de la masse sacro-lombaire avec la sonde cannelée. Rien ne sort ; je mets une mèche.

Dans la nuit du 19, le pus fait irruption dans le lit du malade, et il en résulte un tel soulagement qu'il se livre à un sommeil de plusieurs heures, ce qu'il n'avait pu faire depuis longtemps.

Les jours suivants, les symptômes généraux disparaissent ; l'appétit renaît ; la plaie sondée à plusieurs reprises ne laisse constater aucune dénudation osseuse ; l'escarre se détache le 26, et donne elle-même issue à la suppuration.

Le 31, le malade commence à se lever.

Le 7 septembre, état très-satisfaisant ; l'abcès ne donne presque plus.

Le 25, tout est fermé, les forces reviennent bien. Il nous quitte le 28.

Nous avons eu occasion de revoir le malade, rien n'a reparu ni aux lombes, ni au périnée.

Obs. 54. — *Abcès froid de l'amygdale.*

Hardy, Emilie, 8 ans, entre le 21 avril 1862. Cette enfant,

d'une constitution lymphatique, est atteinte depuis cinq ou six mois d'une hypertrophie considérable de l'amygdale droite, qui se dirige fortement en arrière. Cette affection donne lieu à un cornage très-fatiguant pour l'enfant et ceux qui l'entourent. Il nous semble indiqué d'opérer ; ce que nous essayons de faire au moyen de l'amygdalotôme de Fanestock ; mais la glande est tellement volumineuse qu'elle ne peut entrer dans l'anneau de l'instrument. Nous nous décidons donc à l'enlever avec le bistouri ; à peine avons-nous fait pénétrer l'instrument, que nous voyons sourdre une grande quantité de pus. Nous ne crûmes pas nécessaire d'aller plus loin. En effet, les jours qui suivirent le cornage avait disparu ; l'amygdale fortement revenue sur elle-même conservait encore un certain volume. La petite malade nous quitte le 6 juin.

Obs. 55. — *Psoïtis.*

Le nommé Bonenfant, âgé de 9 ans, entre dans notre service le 13 janvier 1864. — Ses parents nous racontent qu'il y a quelques jours il a fait une chute, et que depuis cette époque il ressent une vive douleur à la partie supérieure de la cuisse droite. Nous ne trouvons aucun signe de fracture ou de luxation, pas de gonflement, peu de douleur à la pression. Lorsque nous demandons au petit malade de lever le pied, il éprouve une grande difficulté à le détacher du lit. Cet état reste stationnaire jusqu'au 19, mais à cette date, nous constatons de la rétraction avec un peu de rotation en-dedans ; il lui est impossible d'étendre complétement la cuisse ; lorsqu'on lui demande de le faire, il est obligé de cambrer fortement la région lombaire. Au toucher, les régions fessière et trochantérienne ne sont pas douloureuses ; au contraire, par une pression profonde de la fosse iliaque droite on détermine un peu de douleur. Nous diagnostiquons une psoïtis commençante.

Le traitement consiste en ventouses scarifiées sur la région iliaque, frictions mercurielles belladonées, bains, cataplasmes, lavements ; calomel à doses réfractées. Les jours suivants, ces symptômes se prononcent de plus en plus ; lorsqu'on exerce une pression en déprimant l'arcade crurale, le malade se plaint très-vivement ; empâtement circonscrit. Le reste de l'abdomen n'est pas doulouroux. Lorsqu'on comprime au-dessous et à la partie interne de l'arcade crurale, au niveau de l'insertion, au petit trochanter, on développe de la douleur et l'on constate une tuméfaction limitée ; l'appétit est complétement perdu ; il y a de la fièvre avec transpirations abondantes la nuit ; le teint est pâle, presque subictérique, en un mot nous avons les signes généraux d'une suppuration profonde.

Cet état resta stationnaire jusqu'au 1er février, jour où les parents prétendirent, malgré nos avis, reprendre leur enfant ; il reçut les soins du médecin du quartier avec lequel je revis le petit malade le 10. Depuis sa sortie, la fièvre est continue ; les souffrances sont très-vives, la région lombaire est extrêmement douloureuse, et on y remarque au niveau de la crête iliaque une saillie du volume d'une grosse noix, franchement fluctuante, la peau n'est ni rouge ni amincie. Le même empâtement existe au niveau de l'arcade crurale ; on y perçoit une fluctuation profonde qui retentit dans la région lombaire. Sous l'arcade crurale, encore du gonflement, mais sans fluctuation bien nette. Il y avait indication de donner issue au pus par les lombes ; nous pratiquons une large incision qui laisse écouler des flots de pus inodore et dans lequel nagent des lambeaux de tissu cellulaire. A partir de ce moment et sous l'influence d'un traitement tonique, l'enfant se rétablit, et un mois environ après, il était guéri.

REMARQUES. — « Le pronostic de la psoïtis, dit M. Nélaton, est fort grave, presque toujours la maladie se termine par la mort. Cependant on cite des cas de guérison ; mais alors on se demande si l'on avait bien réellement affaire à une psoïtis, et si l'on n'avait pas confondu cette affection avec une inflammation bornée au tissu cellulaire de la région lombaire ou de la fosse iliaque. » Le fait que nous venons de rapporter nous a semblé présenter les signes incontestables d'une psoïtis, et par suite, digne d'être reproduit comme un exemple de guérison.

OBS. 56. — *Abcès de la main.*

Barras, Henri, 51 ans, en travaillant à une sucrerie, s'est blessé à la paume de la main avec une claie servant aux presses à betteraves ; l'action incessante du jus a déterminé une inflammation violente, et consécutivement un abcès. Traité pendant quelques temps à domicile, il a été dirigé vers notre hôpital pour y subir l'amputation de l'avant-bras.

Voici dans quel état nous le trouvons le 24 octobre 1865 : tuméfaction considérable de toute la main et du poignet ; surtout développée à la face dorsale ; à la face palmaire, la peau a pris une teinte violacée, qui a fait craindre la gangrène, et sur laquelle l'épiderme est largement décollé. Lorsque nous avons enlevé les débris de cette membrane, nous trouvons un grand nombre de petits pertuis, à travers lesquels s'écoule un pus un peu séreux mais sans odeur ; le stylet nous fait constater de grands décollements de la peau ; mêmes signes au-dessus du pli du poignet. Nulle part de dénudation des os.

Nous portons un pronostic plus rassurant, et nous regardons l'amputation comme non indiquée. Nous réunissons par des incisions la plupart de ces trajets fistuleux, par lesquels s'écoule une grande quantité de sang et de pus. Ce traitement amène une grande amélioration, presque chaque jour nous avons à faire quelqu'incision ; à la face palmaire, nous passons un drain sous le ligament annulaire pour aller rejoindre l'ouverture située au-dessus du poignet ; un second drain part de la face palmaire et traverse le premier espace interosseux.

Le 30 octobre, mieux très-sensible ; une petite escarre s'est éliminée à la face palmaire, il se détache des lambeaux de l'aponévrose ; nous avons fait de nouvelles incisions sur les saillies des métacarpiens, où séjournait le pus ; le gonflement de l'avant-bras a entièrement disparu. Depuis son entrée, on le panse à l'eau-de-vie camphrée.

Le 2 novembre, j'enlève les drains qui sont sans utilité.

Le 15, les plaies bourgeonnent bien ; le pansement est modifié parce qu'il était devenu trop douloureux ; nous remplaçons l'alcool par la glycérine.

Le 29 novembre, la cicatrisation marche bien ; la suppuration se tarit ; il commence à exercer ses doigts.

Le 23 décembre, la guérison est complète, à part un peu de raideur ; il sort.

A la suite de ces observations d'abcès, le fait suivant pourra trouver place.

Il y a quelques années, on a mis en question la guérison spontanée de l'infection purulente ; et c'est à peine si quelques cas favorables ont pu être cités. Dans celui que nous allons reproduire, le diagnostic était bien évident, et d'autre part on ne peut attribuer au traitement interne aucun effet heureux puisqu'il ne fût nullement suivi.

OBS. 57. — *Infection purulente puerpérale. — Guérison.*

La femme Brifaut, 36 ans, déjà mère de deux enfants et enceinte de cinq mois et demi, éprouve, le 20 septembre 1858, un violent mal de tête, avec fièvre, nausées et diarrhée abondante, elle reste sans soins jusqu'au 25. Elle me fait alors appeler, et je constate chez elle les signes d'une fièvre typhoïde ; c'est-à-dire fièvre vive à forme rémittente, râles muqueux et sibilants, gargouillement dans la fosse iliaque droite, etc. Cet état reste à peu près stationnaire jusqu'au 30, jour où elle ressent des contractions utérines, qui après une heure et demie à deux heures expulsent un fœtus de cinq à six mois. Cet avortement paraît d'abord avoir peu d'influence sur la maladie première ; cependant les accès se dessinent de plus en plus ; nous donnons le sulfate de quinine à la dose de 75 centigr., qui les modifie assez rapidement. Le cinquième jour, plusieurs symptômes nouveaux attirent notre attention ; la malade accuse dans le genou gauche une douleur, modérée dans l'état de repos, très-vive dans les mouvements. Le genou est fortement tuméfié, et l'on y perçoit une fluctuation très-nette au-dessus et sur les côtés de la rotule ; la cuisse est œdématiée dans sa partie supérieure et interne, il en est de même de la jambe.

Sur le membre inférieur droit, on sent des nodosités dures, résistantes le long et derrière le tendon d'Achille ; la peau qui les recouvre est naturelle, la douleur au toucher médiocre.

Au bras le long du bord radial et dans une étendue de 5 à 6^{cm}, nous sentons aussi quelques nœuds analogues à ceux du membre inférieur.

Tous les points que nous venons de signaler devinrent successivement le siége d'abcès qui durent presque tous être ouverts à cause de l'absence de travail inflammatoire du côté de la peau; l'articulation du genou fut elle-même ponctionnée; de toutes ces collections, sortit un pus de bonne nature, blanc, crêmeux.

Le 15 octobre, nouveau phénomène : la paupière supérieure gauche est abaissée, et la malade déclare ne pouvoir la relever ; il y a un peu d'exophthalmie. Lorsque j'écarte les paupières, je remarque dans tout le cul-de-sac conjonctival supérieur, un œdème considérable, avec une teinte jaunâtre de la membrane ; un chémosis séreux entoure la cornée qui présente des ulcérations sur presque toute sa surface, mais sans trace de vaisseaux. Lorsqu'on porte le doigt en haut, on sent parfaitement de la fluctuation. Un abcès métastatique s'est donc formé dans le tissu cellulaire de l'orbite ; une incision est pratiquée avec la lancette, et il en sort un flot de pus bien lié.

Tout le mois d'octobre fut occupé par ces diverses phases de la maladie. Les collections des membres se détergèrent peu à peu ; et dans la première quinzaine de novembre la convalescence se prononçait ; mais à quel prix ? le genou, siége de l'épanchement, restait dans une demi-flexion, que nous essayâmes sans grand succès de combattre par l'appareil de Fabrice de Hilden ; l'œil était complétement atrophié et la cornée opaque.

On remarquera que depuis le développement des accidents d'infection purulente, nous n'avons pas parlé de traitement interne, c'est qu'en effet, la malade se refusa d'une manière absolue à prendre des médicaments. L'alcoolature d'aconit, si vanté alors à tort ou à raison dans des cas de ce genre, lui avait été prescrit ; elle nous avoua depuis, et son mari le confirma, qu'elle ne l'avait jamais pris. Elle n'accepta du bouillon et du vin qu'au moment où la convalescence se dessina. Seules les incisions ne furent jamais repoussées et nous en eûmes à lui pratiquer au moins une douzaine.

A la fin de décembre, elle jouissait d'un bon appétit, mais restait d'une maigreur extrême et conservait une grande gêne dans le genou malade.

Nous la revîmes plus de deux ans après, elle était devenue très-forte et jouissait d'une très-bonne santé. Les mouvements du genou étaient revenus presque complétement.

CHAPITRE NEUVIÈME

KYSTES

HYGROMAS

Nous avons traité quatre cas d'hygroma.

Obs. 58. — Récoppe, 49 ans, tonnelier, entré le 8 octobre 1861, porte à la partie antérieure du genou gauche deux tumeurs : l'une occupe la face antérieure de la rotule et offre tous les signes de l'hygroma ; elle est assez volumineuse, ne présente aucune trace d'inflammation, et est fluctuante ; la seconde, aussi développée que la précédente, siége au niveau de la tubérosité antérieure du tibia ; elle est plus rénitente et la fluctuation s'y perçoit difficilement. Par la pression alternative des deux poches, on ne constate pas de communication entre elles. Une ponction pratiquée dans l'inférieure donne issue à un liquide purulent, peu abondant relativement au volume ; on sent que ses parois sont très-épaisses et fortement indurées. La tumeur supérieure n'a pas diminué de volume ; nous la ponctionnons et il s'en écoule de la sérosité à peine louche ; nous la lavons avec soin et nous plaçons une mèche dans la première. Le malade garde le repos au lit ; application de cataplasmes. Par ce traitement, la poche qui suppure se rétrécit graduellement tandis que la supérieure s'affaisse complétement.

Le malade sort guéri le 19 octobre. Nous l'avons revu à plusieurs reprises, rien n'a reparu.

Remarques. — La profession de notre malade nous donne l'étiologie de ces kystes, dont l'un était développé dans la bourse séreuse normale et l'autre dans une poche accidentelle. On aurait pu supposer tout d'abord qu'elles communiquaient entre elles, mais il n'en était rien, et la nature différente des liquides vient le démontrer sans réplique. Notre mode de traitement a dû varier, en nous basant sur ce que l'une avait été enflammée, tandis que l'autre était simplement le siége d'une exhalation séreuse.

Obs. 59. — Claude, Jean-Baptiste, 38 ans, entre le 12 novembre 1863, pour des furoncles qu'il porte aux cuisses, et à des degrés différents de développement. Il se plaint surtout de celui qui existe sur la partie antérieure du genou droit. Nous constatons en ce point une rougeur très-vive avec un gonflement considérable s'étendant sur toute la surface de la rotule et rayonnant autour d'elle. La pression est très-douloureuse ; la palpation nous fait constater une fluctuation assez étendue. Symptômes généraux de réaction, fièvre intense, céphalalgie, etc.

Ce n'était pas à un simple furoncle que nous avions affaire, mais plutôt à un abcès siégeant dans la bourse séreuse prérotulienne. Il fallait évacuer le pus, c'est ce que nous fîmes sur-le-champ. Quelques jours après, une seconde incision fut nécessaire. Le malade, très-débilité, fut soumis à un régime reconstituant.

Le 7 décembre, les ouvertures commencent à se rétrécir.

Le 24, elles sont entièrement cicatrisées ; le malade conserve un peu de gêne pour la flexion. Il sort le 6 janvier 1864.

Obs. 60. — Un homme de 40 ans, jardinier, entré le 20 janvier 1864, portait un hygroma très-volumineux du genou droit ; aucune trace d'inflammation, plutôt de la gêne que de la douleur. Ponction, liquide gélatineux très-clair ; avant de pousser l'injection iodée, je lave la poche à l'eau tiède. Pas d'inflammation consécutive. Le liquide se reproduit, on applique de la teinture d'iode ; bientôt surviennent des douleurs lancinantes et du gonflement qui nous fait admettre un peu de suppuration.

Le 12 février, nous pratiquons une large incision, le liquide est moins visqueux mais non purulent. Une mèche est introduite dans l'incision ; pansement simple.

Le lendemain, il y avait du pus ; puis il survint un gonflement autour de la rotule qui nous indiquait un épanchement dans la synoviale du genou.

Le 20, l'hygroma est en voie de guérison, mais l'état général est mauvais ; les traits sont altérés, le teint plombé ; signes d'embarras gastrique contre lequel nous prescrivons un émétocathartique.

Le lendemain, le malade exige sa sortie ; nous avons appris qu'il avait été très-longtemps à se remettre.

Obs. 61. — Recquaucourt, 60 ans, tailleur, entré le 10 septembre 1862, présente à chaque malléole externe une grosse bourse séreuse qu'explique bien la position ordinaire qu'exige sa profession. La poche de droite s'est enflammée et suppure, elle est incisée ; le pus est bien lié, l'exploration avec le stylet ne nous fait constater aucune altération de l'os ; l'abcès se déterge rapidement, et le 4 octobre, le malade sort guéri.

Parmi les autres kystes traités, nous citerons les deux suivants :

Obs. 62. — *Grenouillette.*

Gosselin, 39 ans, ancien militaire, d'une bonne constitution, syphilis au régiment, nous raconte, le 20 mars 1862, qu'il y a un an environ il remarqua une tumeur qui se développait sur le plancher de la bouche, sans qu'il sût à quoi l'attribuer ; elle devint bientôt assez volumineuse pour gêner la mastication et la parole ; pas de grosseur sur les parties latérales du cou. Deux mois après son apparition, un chirurgien fit une ponction à la lancette ; il en sortit un liquide jaune-citrin dont le malade évalue la quantité à une demi-chope. La poche ne tarda pas à se remplir, et après deux ou trois mois, elle était redevenue aussi volumineuse ; mais en même temps une seconde tumeur se développait dans la région sous-maxillaire droite ; nouvelle ponction. Cette fois le liquide est épais, très-visqueux et non sanguinolent. La tumeur extérieure disparut-elle par la ponction ? c'est ce que le malade ne peut nous dire. Cette deuxième opération n'eut pas plus de succès que la précédente, et depuis quelques jours la grosseur reprend son premier volume. Du reste, il n'en a jamais souffert ; mais la gêne qu'il éprouve, l'engage à venir se faire traiter chez nous.

Voici ce que nous constatons : sur le plancher buccal on remarque une tumeur du volume d'une grosse noix bilobée par le frein de la langue ; les deux lobes en sont à peu près égaux ; cependant le gauche est un peu plus volumineux. A leur niveau la muqueuse est normale, peut-être un peu plus colorée ; elle est mobile sur la tumeur sous-jacente. A la partie antérieure de ces lobes, on constate la présence des tubercules des conduits de Warthon. Lorsqu'on essuie exactement ces orifices, on voit à gauche sourdre des gouttelettes de salive bien limpide ; le droit semble d'abord obstrué, et ce n'est qu'après un moment qu'il en sort du liquide. La fluctuation est très-évidente d'un lobe à l'autre.

La tumeur sous-maxillaire occupe la région de la glande et s'étend surtout vers l'angle de la mâchoire. Je n'y constate pas de fluctuation, ou du moins elle est très-obscure. Les mouvements de la mâchoire sont très-limités.

La description que nous venons de donner de la tumeur buccale s'applique très-bien à la grenouillette dans le sens général du mot ; mais si nous voulons préciser, admettrons-nous une dilatation des conduits de Warthon ? Lorsque au début nous vîmes le conduit droit ne pas donner de salive, nous pensâmes avoir sous les yeux un exemple d'oblitération du canal salivaire de ce côté, par suite dilatation et consécutivement engorgement de la glande sous-maxillaire droite; mais nous dûmes rejeter cette opinion en constatant l'issue de la salive par les deux canaux. Il fallait donc admettre que nous avions affaire à un véritable kyste indépendant du canal salivaire et ayant pris naissance dans la bourse séreuse de Fleischman. La tumeur externe nous paraissait dépendre des ganglions lymphatiques.

Le traitement devait consister dans la ponction d'abord ; mais une double expérience nous prouvait que seule elle était insuffisante et qu'il était indispensable de modifier la surface du kyste par l'injection iodée. Une ponction fut donc faite à gauche, le côté le plus saillant, avec un trocart à hydrocèle ; il sortit un liquide visqueux, filant, ayant peine à couler et d'une teinte sanguinolente très-prononcée, qui le fait ressembler à de la gelée de groseilles ; cela n'était pas dû à l'épanchement du sang de la piqûre, mais la nuance uniforme indiquait un mélange plus ancien de ce liquide avec la masse gélatineuse. Examiné au microscope, nous y trouvons de nombreux globules sanguins.

Mais en même temps que se vidait le kyste buccal, la tumeur extérieure s'affaissait graduellement, et par la pression elle disparaissait presqu'entièrement à l'exception d'un petit ganglion hypertrophié.

Avant de pratiquer l'injection iodée, nous eûmes soin de pousser plusieurs injections d'eau tiède, de manière à bien laver la surface du kyste, et à le débarrasser de cette couche albumineuse qui empêche le contact de la solution iodique avec la paroi.

Le malade souffrit peu des suites de l'opération, il n'y eut qu'un gonflement très-modéré et pas de signes d'absorption de l'iode.

Le lendemain, nous rappelant le conseil donné par M. Gosselin, nous détruisîmes la cicatrice avec le stylet ; il s'en écoula du liquide encore visqueux, mais trouble et verdâtre ; la tumeur extérieure s'était reproduite. Nous continuâmes pendant quelques jours la même manœuvre ; la sérosité, qui conservait sa coloration verte, diminua chaque jour.

Dans les premiers jours du mois suivant, le malade, quoique non entièrement guéri, demande sa sortie promettant bien de revenir, dans le cas de reproduction de la tumeur. Depuis nous ne l'avons plus revu.

REMARQUES. — Ce fait se distingue des autres cas de grenouillette par plusieurs points.

Sans insister sur le siége anatomique qui paraît aujourd'hui bien localisé dans la bourse de Fleischman, la tumeur extérieure est un fait assez rare dans la grenouillette, surtout lorsqu'elle n'a pas pris plus de développement que dans l'espèce.

La nature du liquide mérite aussi d'être notée ; d'ordinaire parfaitement diaphane et de consistance gélatineuse, il renferme quelquefois des concrétions ou du pus, mais on y signale rarement la présence du sang. Il était évident que ce liquide datait d'assez loin et la teinte groseille uniforme, ou plutôt pelure d'oignon, indiquait une exhalation ancienne. Nous n'avons pu savoir si elle existait dès les premières ponctions ; s'il en était ainsi elle mériterait bien le nom de *grenouillette sanguine* appliquée par M. Dolbeau à une affection d'un tout autre genre, c'est-à-dire de nature érectile. Mais il est plus probable que l'épanchement sanguin remontait à la dernière ponction.

Obs. 63. — *Kyste de la jambe.*

N....., 48 ans, entré le 6 juin 1864, porte depuis longtemps une tumeur située au niveau de la tête du péroné. Elle forme une saillie du volume d'une noix ; la peau y est saine, mobile sur la tumeur ; celle-ci au contraire est fixe sur les parties profondes. Par la palpation, on constate une fluctuation, mais vague, mal définie. La pression ne la fait pas disparatîre ; il en est de même lorsqu'on fléchit l'articulation ; on sent bien alors qu'elle est sous-jacente au tendon du biceps. Je diagnostique un kyste occupant la bourse séreuse existant entre le tendon, au niveau de son point d'insertion, et la tête du péroné ; kyste ne communiquant pas avec la synoviale articulaire et contenant un liquide gélatineux très-épais. Le traitement consista dans la ponction suivie d'injection iodée ; son contenu avait réellement la consistance que nous avions présumée ; la poche fut nettoyée par de nombreuses injections d'eau tiède, après quoi, nous injectâmes la solution iodée au tiers. Le lendemain et les deux ou trois jours qui suivirent, il n'y eut pas de réaction bien forte, mais le cinquième jour une vive inflammation s'empara de la tumeur et gagna les tissus circonvoisins. Une veine superficielle forma un cordon noueux qui devint le siége de nombreux abcès ; le malade n'avait pas de varices. Une incision fut faite à la partie postérieure et inférieure de ces collections, il en sortit une grande quantité de caillots melés au pus ; cinq ou six autres petits abcès se perforèrent d'eux-mêmes et donnèrent issue à des liquides de même nature. A plusieurs reprises, apparurent des accès de fièvre intermittente qui cédèrent presque toujours au sulfate de quinine.

Les ouvertures devinrent fistuleuses et suppurèrent très-longtemps, surtout celle produite par le trocart Une éruption eczémateuse se déclara sur la face postérieure et externe, et presque en même temps survint une adénite inguinale qui suppura quelques temps. Le malade sortit le 16 août.

Nous le revîmes en ville, il eut encore un nouvel abcès, et prit pendant quelque temps de l'iodure de potassium. Il était tranquille depuis deux ans, lorsque à la fin de juin 1866, il nous consulta pour un nouveau kyste ; plus élevé que le premier, il était accolé au tendon du vaste externe ; moins volumineux, il s'enfonçait pendant la flexion, dans l'espace compris entre le muscle et le biceps, tandis que par l'extension il faisait une forte saillie. J'appliquais le même traitement que précédemment, et il n'amena cette fois aucun accident. La guérison paraissait durable, lorsqu'à la fin d'août, un nouveau kyste se présenta, mais plus en avant que le précédent. Le liquide était aussi filant que pour les autres.

Remarques. — Plusieurs choses sont à noter dans ce fait. D'abord, il est évident que nous n'avons pas retiré de notre traitement l'effet que nous en attendions, puisque le kyste ne s'est oblitéré que par suppuration. Les abcès que nous avons signalés ont surtout pris naissance dans la veine périarticulaire inférieure et externe, qui passait au niveau de la ponction ; il s'est formé une phlébite qui a coagulé le sang, et les caillots ont amené une irritation suppurative. La repullulation de ces kystes est aussi digne d'être notée, et ne s'explique en rien par la profession du malade.

Obs. 63. Bis. — *Tumeur synoviale du creux poplité.*

Postille, Julie, 17 ans, nous est adressée le 3 juillet 1863, comme étant atteinte d'une anévrisme poplité. Nous constatons bien dans le creux du jarret, une tumeur du volume d'une grosse noix, sans changement de couleur à la peau, mais elle ne présente au toucher aucun battement, aucune expansion, et à l'oreille aucun soufle anévrismal. De plus, il y a du liquide épanché dans la synoviale articulaire. Etat général excellent.

De cet examen, nous concluons qu'il n'y a pas d'anévrisme, mais plutôt une tumeur synoviale due à un diverticulum de la séreuse articulaire à travers le ligament postérieur.

Nous commençons par faire des frictions iodurées, puis des applications de teinture d'iode.

Le 25 juillet, nous appliquons un vésicatoire volant qui fait légèrement diminuer la tumeur.

Le 5 août, nouveau vésicatoire. Malgré ce traitement, la tumeur augmente bien que l'épanchement du genou diminue ; nous nous proposions de pratiquer une ponction sous-cutanée suivie d'injection iodée, lorsque la malade apprenant nos projets exige sa sortie.

Obs. 64. — *Kyste de l'ovaire. — Ascite. — Etranglement interne. — Mort.*

Tichous, Élisa, 45 ans, entre le 16 décembre 1863, pour se faire traiter d'une tumeur abdominale, qu'elle porte depuis depuis plus de deux ans. Elle a eu trois enfants, et n'est plus réglée depuis un an.

La tumeur a commencé à se développer du côté droit et lentement. La paroi de l'abdomen est amincie, luisante, éraillée, sillonnée de veines sous-cutanées dilatées. A la palpation, on sent dans l'abdomen une tumeur du volume d'une tête de fœtus à terme qu'on limite bien, et située sur la ligne médiane ; les parties latérales sont dépressibles ; la consistance de la tumeur est uniforme et on n'y sent pas de bosselures. Par la percussion on constate une matité très-étendue qui se déplace avec les mouvements de la malade ; elle s'étend à quatre ou cinq travers de doigts au-dessus de l'ombilic. Sur les côtés elle est remplacée par de la sonorité. La percussion donne un peu la sensation hydatique. A l'auscultation on n'entend pas de bruit particulier.

Par le toucher vaginal, on reconnait que le col, difficile à atteindre est sain ; en le soulevant on s'assure que la tumeur abdominale participe à ce mouvement ; un peu de leucorrhée. Les urines sont parfois un peu troubles, mais la miction n'influe en rien sur le volume du ventre. L'état général est assez satisfaisant ; elle éprouve depuis quelques temps un peu de dyspnée ; les digestions sont bonnes, un peu de constipation ; œdème des jambes.

A quelle affection avions-nous affaire ? A une ascite, à une grossesse, à un corps fibreux de l'utérus ou à un kyste de l'ovaire ?

1° L'ascite, outre les symptômes presque constants d'une affection organique viscérale, présente des signes locaux différents. Elle ne se développe pas sur un seul côté de l'abdomen ; il n'y a pas une tumeur circonscrite, se déplaçant en masse ; la percussion donne une matité que la pesanteur répartit d'une toute autre façon ; c'est-à-dire que loin de se percevoir surtout sur la ligne médiane, elle est au contraire plus prononcée sur les parties latérales.

2° Dans la grossesse simple, la configuration du ventre ressemble un peu à celle que nous observons chez notre malade, mais la date du début de la tumeur peut nous faire rejeter cette hypothèse, d'autant plus que nous ne constatons ni souffle placentaire, ni ballotement, ni bruits du cœur fœtal.

Mais la grossesse pourrait être extra-utérine ? Or depuis deux ans l'économie aurait cherché à se débarrasser de ce produit anormalement situé, à l'époque de sa maturité, qui n'aurait pas continué à se développer indéfiniment.

3° Un corps fibreux ne donnerait pas de sensation de fluctuation ; de plus il y aurait des pertes fréquentes, ce que n'a jamais éprouvé la malade.

4° Reste donc l'hypothèse d'un kyste ovarique, dont nous trouvons tous les signes réunis chez la femme Tichoux : lenteur du développement, fluctuation, matité médiane, choc du liquide, etc. Quant à la variété de kyste, nous le croyons uniloculaire à cause de son grand développement et de l'absence de bosselures, et d'après la sensation nette de fluctuation, nous le regardons comme séreux et peut-être hydatique.

L'indication était précise, il fallait ponctionner. Le 18, nous pratiquons à droite la paracentèse, qui donne issue à environ huit litres d'un liquide jaunâtre citrin, un peu visqueux et opalin, n'ayant pas les caractères du liquide hydatique, et ne renfermant du reste aucun de ces parasites. La poche est ensuite lavée à l'eau tiède pour bien débarrasser la surface sécrétante de la matière visqueuse, qui nous fait craindre une action peu efficace de la teinture d'iode. Nous pratiquons ensuite l'injection renfermant un tiers de teinture pour deux tiers d'eau distillée avec addition d'iodure de potassium. La ponction faite, nous avons palpé et nous n'avons pas senti de tumeur profonde bosselée.

L'injection ne détermina que peu de réaction. La malade impatiente de sortir ne resta que quelques jours à l'Hôtel-Dieu et sortit le 27 décembre dans un bon état de santé.

Nous la perdons de vue jusqu'à la fin d'août 1864. Elle nous rentre le 26 et nous raconte que jusqu'en juillet dernier, elle s'est toujours bien portée, qu'à ce moment elle a remarqué que son ventre se développait de nouveau, en même temps que sa santé s'altérait. Lorsqu'on lui découvre l'abdomen, on remarque au niveau de l'ombilic deux petites tumeurs presque transparentes et remplies d'un liquide, qui par une légère pression rentre dans l'abdomen. Lorsqu'on palpe celui-ci, on ne constate plus comme à son précédent séjour, de tumeur médiane, mais il est développé dans toute son étendue. A la percussion, on détermine de la matité prononcée sur les parties latérales ; il existe au contraire de la sonorité dans la région sus-ombilicale ; la matité se déplace par les mouvements de la malade.

Ces signes sont bien différents de ceux de la première maladie et nous démontrent un épanchement péritonéal ; du reste, les petites tumeurs ombilicales l'indiquent suffisamment. Quel que soit notre diagnostic, il est nécessaire d'évacuer le liquide, sauf à lui donner ensuite plus de précision. La ponction faite à gauche laisse écouler seize litres d'un liquide un peu verdâtre, moins visqueux qu'à la première ponction, mais limpide. En même temps disparaissent les tumeurs de l'ombilic. Pendant l'opération, nous avons senti après l'évacuation d'une certaine quantité de sérosité, que le bec de la canule complétement mobile venait de temps à autre butter contre une surface dure, rénitente ; lorsque tout le liquide est sorti, nous sentons à travers les parois abdominales déprimées une tumeur profonde accolée à la colonne vertébrale et du volume du poing, fortement bosselée, d'une consistance inégale ; elle est sur la ligne médiane et un peu à droite. Par le toucher vaginal, le doigt en pressant sur le col, la soulève, en même temps que la main gauche appliquée sur l'abdomen reconnaît qu'elle fait corps avec l'utérus. La lèvre antérieure est un peu hypertrophiée et indurée.

La ponction soulagea beaucoup la malade qui voulut encore nous quitter quelques jours après pour nous rentrer le 10 septembre.

Le ventre est aussi volumineux qu'avant la dernière opération et présente les mêmes caractères. Devant une reproduction si rapide, nous nous demandâmes s'il n'y avait rien à tenter pour en prévenir le retour. C'était bien encore une ascite que nous avions à traiter ; ne pouvions-nous lui appliquer aussi l'injection iodée ? Nous nous arrêtâmes à cette idée, et le 14, nous pratiquions une nouvelle ponction du côté droit; le liquide est le même que précédemment et en même quantité; nous constatons encore la tumeur profonde, et nous poussons une injection iodée.

Elle amène des symptômes graves, la malade a des lipothymies, se sent mourir; le pouls devient petit, filiforme, et ce n'est qu'au moyen de frictions stimulantes, et d'inspirations éthérées que nous la tirons de cet état syncopal. Quelques heures après, il y a des vomissements bilieux; le lendemain, le ventre est un peu douloureux à la pression, mais cela n'est que passager. Les forces reparaissent assez rapidement, l'appétit renaît, mais l'épanchement péritonéal se reproduit immédiatement. Elle demande une nouvelle ponction qui est faite à gauche, nous n'osons plus recourir à l'injection iodée. Elle veut sortir le lendemain 20 septembre, et rentre le 26. Nouvelle ponction le jour même, seize litres de liquides; sortie le lendemain, rentrée le 2 octobre. Cette fois la ponction est faite à droite ; la canule s'enfonce dans une pseudo-membrane fortement organisée, et ce n'est que par un léger effort qu'elle arrive dans le liquide, dont il sort quinze litres. L'opération n'est pas plus douloureuse que les précédentes, et amène comme elles un grand soulagement; la journée est très-bonne; mais à la visite du lendemain, nous sommes frappé de l'altération des traits de la malade, la voix est presque éteinte ; le pouls est très-fréquent, filiforme; le ventre est tendu, les circonvolutions fortement dessinées, peu de douleur à la pression ; il y a eu des nausées et quelques vomissements aqueux ; constipation. Lavement purgatif.

Le 4, il n'y a pas eu de selles, les vomissements ont continué, le pouls est devenu presqu'imperceptible, le ventre n'est pas plus douloureux. Séné, et deux pilules de croton, dans le cas où il n'agirait pas.

Le 5, même état ; pas d'évacuations ; l'abdomen de plus en plus ballonné, bosselé par l'intestin distendu; les vomissements sont incessants, bilieux, la face grippée, la langue sèche. Potion de Rivière ; eau de Seltz, bouillon froid, lavements purgatifs. Belladone intus et extra.

Le 6, même état.

Le 7, la voix est complètement éteinte, le pouls insensible ; le ventre un peu plus douloureux ; on constate du liquide dans le péritoine ; pas de selles.

Le 8, l'agonie commence le matin pour ne se terminer que vers deux heures de relevée.

L'autopsie n'a pu être faite.

Remarques. — Cherchons maintenant à nous rendre compte de la génèse des complications qui sont venues clore cette terrible scène. L'autopsie devait nous éclairer sur ces véritables causes ; à son défaut nous sommes réduit à des conjectures. Quoi qu'il en soit, voici celles qui nous semblent les plus probables.

Cette femme portait lors de son entrée un kyste de l'ovaire droit, uniloculaire, lié sans doute à une dégénérescence cancéreuse de cet organe. A la suite de la première ponction suivie d'injection iodée, la poche est revenue sur elle-même ; mais la marche du cancer n'en a pas été arrêtée, et par son développement, il est arrivé à comprimer les vaisseaux abdominaux et à donner lieu à de l'œdème des membres inférieurs et à une ascite. Cet épanchement de la cavité péritonéale a été traité comme le kyste, par la paracentèse et l'injection modificatrice. A la suite de celle-ci ou des ponctions répétées, quelques pseudo-membranes se seront organisées, et c'est l'une d'elles que le trocart a eu quelque-peine à perforer dans la dernière opération. Cette membrane assez résistante à formé une bride contre laquelle après l'évacuation du liquide est venue s'étrangler une anse d'intestin, grêle probablement, assez élevée pour que les vomissements n'aient jamais été fécaloïdes. Nous avons donc la conviction que la malade n'est pas morte de péritonite, mais d'étranglement interne.

CHAPITRE DIXIÈME

MALADIES CANCÉREUSES

Nous avons observé dix-neuf cas d'affections cancéreuses occupant les régions suivantes :

Œil	1
Paupière inférieure	1
Nez	1
Maxillaire supérieur	1
« Inférieur	1
Lèvres	3
Langue	1
Sein	1
Utérus	2
Testicule	1
Verge	1
Rectum	1
Bras	1
Avant-bras	1
Main	2

Nous allons passer successivement en revue chacun de ces malades.

Obs. 65. — *Cancer de l'œil. — Extirpation. — Guérison.*

Bastenaire, Domitien, ouvrier marbrier, nous raconte qu'il y a deux ans environ, il remarqua sur l'œil gauche un petit bouton qui s'est insensiblement développé de dehors en dedans. Il existait en même temps deux sortes de douleurs, les unes répandues dans tout le côté gauche de la tête, les autres siégeant dans l'œil lui-même et fortement lancinantes. Comme antécédent, il n'accuse que quelques atteintes de rétention d'urine. Personne dans sa famille n'a présenté d'affection analogue à la sienne ni à l'œil ni dans aucun autre organe. Il n'a pas souvenir d'avoir jamais reçu d'éclat de pierre dans l'œil, ce qui arrive souvent dans son métier. Jusqu'ici aucun traitement n'a été suivi. Les douleurs qu'il éprouve depuis quelques temps deviennent intolérables, c'est ce qui l'engage à se faire traiter dans notre service où il entre dans les derniers jours d'octobre 1861. Comme nous lui exprimons l'opinion qu'une opération a seule quelque chance de le débarrasser de ses souffrances, il nous demande une quinzaine de jours de réflexions, après quoi, il vient se confier à nos soins.

Etat actuel. Figure amaigrie, exprimant la souffrance. L'état de l'œil gauche nous frappe aussitôt ; les paupières sont un peu rouges et œdématiées ; le globe de l'œil vient faire saillie entr'elles sous forme d'une surface presque plane, bourgeonnante, d'une vive rougeur, mais ne saignant pas facilement ; il est impossible d'y reconnaître les parties constituantes de l'œil.

Cette masse d'une consistance rénitente, du volume d'une grosse noix n'a contracté d'adhérences ni avec les paupières, ni avec les parois de l'orbite, où elle se meut dans tous les sens ; il n'existe pas d'induration des ganglions sous-maxillaires et préauriculaires. Les douleurs enlèvent tout repos à notre malade. La tumeur nous paraît avoir augmenté de volume depuis notre premier examen.

L'aspect de la lésion, la marche qu'elle avait suivie ; le caractère des douleurs si bien exprimé par le malade, tout nous indiquait que nous avions affaire à un cancer de l'œil. Le manque de microscope et notre inexpérience à manier cet instrument nous empêchèrent de confirmer le diagnostic par ce mode d'exploration.

En face d'une pareille dégénérescence, un seul parti était à prendre : l'extirpation de l'œil. Nous ne manquâmes pas de représenter au malade les dangers d'une semblable opération, mais il préféra tenter cette seule chance de salut que d'endurer plus longtemps d'aussi vives douleurs.

Le 27 novembre, nous procédons à l'opération ; le malade est préalablement chloroformé. L'œil saisi par une pince de Museux, un élévateur placé sous la paupière inférieure, une incision de 1^{cm} et demi est pratiquée transversalement à l'angle externe des paupières. Je détache ensuite la paupière inférieure par une incision partant de l'angle interne vers l'externe. Je fais de même pour la paupière supérieure. Un bistouri droit est ensuite plongé le long de la face interne de l'orbite, rase la face inférieure jusqu'à l'angle externe. La même manœuvre est répétée sur la face supérieure ; nous enlevons la glande lacrymale, puis nous détachons les adhérences de l'angle externe ; notre index gauche suit toujours le bistouri et s'assure que nous ne laissons pas de tissu dégénéré. L'œil ne tient plus alors que par son pédicule; au moyen de ciseaux courbes nous opérons la section du faisceau des muscles d'abord, du nerf optique ensuite. La tumeur extirpée, nous vérifions avec le doigt l'état de l'orbite, qui nous semble entièrement débarrassé de productions cancéreuses.

Pendant l'opération, le sang s'échappait avec une extrême abondance; nous dûmes enfoncer dans le fond de l'orbite quelques boulettes imprégnées de perchlorure de fer, et recouvrir ce temponnement d'un bandage légèrement compressif.

Quatre heures après l'opération, nous revoyons le malade, l'hémorrhagie a été assez abondante pour percer tout l'appareil et je crois prudent de le renouveler; j'ai recours à une compression plus énergique. Une pilule d'opium de 5 centigr.

Le 28 au matin, l'hémorrhagie est arrêtée. Pas de fièvre; quelques légères douleurs dans l'orbite. Soupes de lait.

Le 1er décembre, nous pansons pour la première fois; nous enlevons tous les tampons qui peuvent se détacher sans efforts. La plaie est très-belle, le fond un peu noirci par le perchlorure; le pus est blanc, crémeux, sans odeur. Pas de fièvre; appétit.

Le 6, le cancer nous paraît se reproduire au niveau de la paupière supérieure; nous nous hâtons d'enlever la partie indurée; le fond est sain.

Le 11, l'orbite se remplit de bourgeons charnus, au centre desquels persiste un canal, siége d'une suppuration abondante. Ce canal se comble rapidement, et le 18, il ne reste plus qu'une surface donnant encore un peu de pus. J'y passe à plusieurs reprises le nitrate d'argent. Le malade n'a plus éprouvé depuis l'opération aucune douleur de tête. Il demande sa sortie.

Il rentre dans le service le 10 février pour une rétention d'urine, que nous avions cru pouvoir rattacher à une altération de la prostate peut-être de la même nature que celle de l'œil. Heureusement il n'en était rien. L'orbite est dans le même état qu'à sa sortie. Il ne tarde pas à sortir.

Nous le revoyons en juillet; il a une apparence de santé parfaite ; il n'a plus aucune souffrance. Les tissus de nouvelle formation, se sont rétractés jusqu'à la partie moyenne de l'orbite ; les paupières les ont suivis, de sorte qu'il existe une dépression d'au moins 2^{cm} au fond de laquelle se trouvent deux petites paupières de 1^{cm} environ de longueur, ayant quelques mouvements au niveau de leurs bords libres, qui sont un peu rouges et suppurent légèrement.

Depuis cette époque, nous avons souvent rencontré notre opéré, et aujourd'hui (février 1868), la guérison s'est maintenue après plus de six années.

Obs. 66. — *Cancer de la paupière inférieure.*

Cette affection existait chez un homme de 50 ans, que nous trouvâmes dans le service à notre entrée en fonctions (septembre 1861). Il portait sur la paupière inférieure gauche, une tumeur à base très-large et très-indurée ; elle était ulcérée, fongueuse, mais n'occasionnait aucune douleur; la conjonctive était injectée avec chémosis; les ganglions parotidiens n'étaient pas engorgés; nous appliquâmes à plusieurs reprises du caustique de Vienne avec précaution ; mais la dégénérescence ne fit que s'accroître en surface.

Enfin, le 25 septembre, nous détachons par une incision courbe toute la paupière, et nous constatons avec regret que le tissu cancéreux pénètre profondément dans l'orbite ; de nouveaux bourgeons fongueux se développent de toutes parts, et le malade reconnu incurable est admis à l'hospice. Il nous est rentré quelques mois après comme galeux ; la dégénérescence était stationnaire. Depuis il a succombé.

Obs. 67. — La nommée Lerouge, Louise, 75 ans, fut opérée le 30 janvier 1865, d'un épithéliome de l'aile gauche du nez, remontant à plusieurs années. La cicatrisation était complète le 20 mars.

Obs. 68. — Nous n'avons observé que peu de temps un malade de 35 ans atteint d'encéphaloïde du maxillaire supérieur. Deux fois il avait été opéré par M. Maisonneuve ; nouvelle récidive. Un érysipèle vient terminer les souffrances de ce malheureux, le 5 février 1864, après un mois de séjour.

Obs. 69. — *Cancer du maxillaire inférieur. — Extirpation. — Reproduction.*

Erre, François, 60 ans, entre le 23 février 1864, pour se faire traiter d'une affection du maxillaire inférieur. Il nous raconte qu'il y a trois mois, il a commencé à souffrir des dents en même temps qu'un abcès lui survenait sur le bord inférieur du maxillaire ; cet abcès dura peu, et on en voit encore aujourd'hui la cicatrice bien solide. A l'examen, nous trouvons du côté gauche une tumeur de la grosseur d'un petit œuf ; elle commence à 3^{cm} de la ligne médiane et se termine à 1^{cm} de l'angle ; celui-ci est tout-à-fait sain. Le doigt constate sur le bord alvéolaire détruit une tumeur charnue, ulcérée, grosse comme une noix, assez bien limitée, mais entourée d'un peu d'empâtement. Si l'on vient à saisir l'os à la fois à la partie antérieure et à l'angle, on reconnaît facilement qu'il y a une solution de continuité au niveau de la tumeur ; celle-ci paraît siéger surtout sur le fragment postérieur. La base de la langue est un peu indurée ; les ganglions sous-maxillaires le sont aussi ; mais ils sont mobiles sous la peau et sur les plans plus profonds. Par la pression, on fait sortir du liquide séro-purulent, en même temps qu'un peu de sang, Lorsqu'on explore avec le stylet, on pénètre dans un tissu mollasse, fongueux, au centre duquel on sent des points dénudés. Les douleurs spontanées ou déterminées par le toucher sont assez vives.

Le diagnostic n'était que trop évident; la carie ou la nécrose ne pouvaient donner lieu à une tumeur de ce volume et de cette consistance ; la marche rapide de la dégénérescence, les douleurs, l'induration de la langue et des ganglions devaient faire admettre un carcinome ; c'était assez donner notre pronostic.

Quant au traitement, il nous semblait avoir bien peu de chances de succès ; l'induration qui gagnait la langue était surtout de mauvaise augure. Cependant cédant aux instances réitérées du malade, nous résolûmes le 5 mars de pratiquer l'ablation de la moitié gauche de la portion horizontale du maxillaire inférieur.

Opération. — Nous faisons partir une incision du bord libre de la lèvre inférieure au niveau de la ligne médiane; nous la dirigeons sur la saillie du menton, puis jusqu'à 1^{cm} de l'os hyoïde. Une seconde incision part horizontalement de la première au niveau du bord inférieur de l'os, se rend en longeant ce bord jusqu'à l'angle, d'où je fais partir une troisième incision un peu obliquement dirigée dans le sens de la branche montante. Ce large lambeau de forme quadrilatère à bord supérieur adhérent, est ensuite détaché ; je dissèque le lambeau inférieur triangulaire à base inférieure et externe, dont l'objet est surtout de me faciliter l'ablation des ganglions indurés. Ces lambeaux ainsi détachés et bien relevés, je passe la scie à chaînette au niveau de la ligne médiane; pour le scier, je suis obligé de maintenir le fragment antéro-interne ; je fais de même pour le postérieur au niveau de l'angle. En même temps que je détache l'os, j'enlève les tissus ambiants et je pénètre dans la masse charnue de la langue qui commence à dégénérer; la glande sublinguale fortement indurée est enlevée ; la sous-maxillaire dont la consistance est normale est laissée en place ; quelques ganglions indurés qui l'entourent sont seuls extirpés. Nous évitons avec soin, les gros vaisseaux que nous voyons battre; nous n'avons à lier que trois branches de la faciale. Après avoir bien lavé la plaie, et constaté que nous ne voyons plus de tissu dégénéré, nous procédons à la réunion. Nous employons la suture entortillée, et nous laissons à la partie inférieure un passage pour les fils.

Les suites immédiates de l'opération ont été très-simples. Le malade n'a pas éprouvé de fièvre, il y a eu un peu de suppuration; toute la partie réunie par la suture l'a été par première intention.

Les fils sont tombés les septième et neuvième jour et la plaie a marché rapidement vers la cicatrisation. L'alimentation commencée de bonne heure a consisté en bouillons, bouillies, potages.

Le 6 avril, nous notons, que la cicatrice extérieure est linéaire, un peu froncée par place ; qu'à l'intérieur il y a eu adhérence, et la section de l'os est recouverte, mais il se fait un travail phlegmasique dans les ganglions situés le long du bord postérieur du sterno-mastoïdien ; il y a quelques accès de fièvre sous le type tierce, qui sont rapidement coupés par le sulfate de quinine.

Les choses restèrent en cet état jusqu'au commencement de juin. A cette époque, la cicatrice bien saine jusque-là commence à s'indurer, devient douloureuse; il en est de même à la base de la langue : on ne peut douter d'une récidive. Revenir à une nouvelle opération était chose impossible, aussi le malade fut-il admis à l'hospice comme incurable.

Obs. 70. — *Épithéliome de la lèvre inférieure.*

Lemaire, Jean-Baptiste, 63 ans, entre le 16 octobre 1861, pour un cancroïde de la lèvre inférieure, qu'il porte depuis plus d'un an. Cette tumeur occupe la commissure droite et s'étend un peu vers la muqueuse ; elle est ulcérée, mais non fongueuse. L'induration est limitée ; pas de ganglion engorgé. Déjà elle a été traitée par des caustiques, et c'est depuis ce temps qu'elle prend plus d'extension ; les douleurs sont légères. Nous procédons à l'ablation le 18. Pour cela, la lèvre étant saisie entre l'indicateur et le pouce, nous détachons avec des ciseaux courbes la partie antérieure de la tumeur ; une seconde incision faite de la même façon à partir de la commissure va rejoindre la première ; l'angle malade est abattu d'un seul coup de ciseaux. Des rameaux artériels donnent abondamment; par la compression et la torsion, nous arrêtons facilement le sang ; nous réunissons ensuite par la suture entortillée. Pour ne pas trop rétrécir l'orifice buccal, nous procédons de la manière suivante : nous ne rapprochons que les plaies résultant des deux premières sections, laissant en dehors la petite plaie de la commissure ; deux épingles suffisent pour la réunion.

Le 22, nous enlevons la suture que nous remplaçons par des bandelettes agglutinatives.

Le 23, la plaie est en partie désunie ; nous la maintenons seulement avec des bandelettes.

Le 20 janvier 1862, la cicatrisation est presque complète ; nous sentons encore un petit point induré près de la commissure nous nous empressons de l'enlever.

Le 8 février, tout est cicatrisé.

Il nous rentre le 15 mai, depuis une quinzaine de jours, il s'est reproduit une petite nodosité qui siége presque exclusivement sur la muqueuse ; elle est légèrement ulcérée.

Le 30 mai, nous détachons cette membrane au point de jonction avec la peau ; la coronaire fut atteinte et dut être liée.

Le 7 juin, la ligature tombe, la cicatrisation se fait ; elle est complète le 15. Il sort le 25 bien guéri. Depuis cette époque nous avons souvent revu le malade, rien n'a reparu.

Obs. 71. — Chez un vieillard de 73 ans, Sommaire, Louis, le résultat fut bien différent. Après avoir subi pendant l'année 1862, deux opérations pour un cancroïde de la lèvre inférieure situé près de la commissure gauche, il y eut une récidive quelques mois après et il fut opéré à Lille en 1863. A la fin de 1864, il n'y avait pas encore de reproduction. Mais dans le mois de janvier 1865, le cancer repullula très-rapidement et lorsqu'il nous rentra le 22, la dégénérescence s'était étendue à l'os maxillaire dont il avait détruit la continuité à la partie médiane ; malgré les vives instances du malade, nous nous refusâmes à l'opérer à cause de l'étendue du mal ; il fut admis à l'hospice où il succomba quelques mois après.

Obs. 72. — Lacquement, L...., 65 ans, entrée le 16 du mois de novembre 1865, porte sur la lèvre supérieure et du côté gauche, une petite tumeur qui date d'un an. Cette tumeur, un médecin avait cherché à la lier, et n'y pouvant parvenir l'avait enlevée superficiellement, ce qui n'avait fait qu'en hâter le développement. Aujourd'hui l'ulcération a la largeur d'une pièce de un franc; elle est un peu ovale et fait une légère saillie au-dessus de la peau ; si on la presse, on en fait suinter un peu de liquide et de matière caséeuse ; la muqueuse labiale ne lui est pas adhérente ; peu de douleurs ; ganglion à l'angle de la mâchoire.

Nous opérons le 14. Une première incision est faite à la partie externe et à 2cm de la tumeur avec des ciseaux à bec de lièvre ; une deuxième est faite à la partie interne de la même façon ; puis je réunis supérieurement les deux incisions, avec le bistouri, j'enlève ainsi un lambeau quadrilatère, et je réunis avec deux épingles. La malade est alimentée au biberon, bouillon froid, bouillies.

Le 18, j'enlève les épingles ; la réunion est complète. Elle sort le 7 décembre, la guérison est parfaite, il n'y a pas d'encoche ; légère adhérence de la muqueuse.

Depuis cette époque rien ne s'est reproduit.

Obs. 73. — *Cancer de la langue.*

Le nommé Ruffin, 73 ans, entre le 4 avril 1864, pour un cancer ulcéré de la langue qui occupe toute l'étendue du bord droit, et se prolonge sur le pilier antérieur du voile du palais du même côté. Les bords en sont retroussés en champignon ; très-douloureux au toucher ; la base est fortement indurée jusque vers le milieu de l'organe ; ganglions indurés. Cette affection remontait à dix-huit mois. Le malade n'accusait aucune maladie syphilitique ancienne; il n'y avait plus de dents du côté malade. La dégénérescence était si étendue qu'il n'y avait pas à songer à une opération. Nous nous contentâmes pendant quelques temps d'appliquer sur la surface ulcérée du chlorate de potasse en poudre et des cautérisations. Après avoir suivi ce traitement pendant un mois sans aucun bénéfice, le malade demanda à sortir le 4 mai ; nous n'en avons plus eu de nouvelles.

Obs. 74. — *Cancer du sein.*

La femme N...., âgée de 62 ans, entre le 24 juillet 1862, pour une tumeur du sein gauche, qui remonte à environ deux ans. Elle n'est pas très-volumineuse, mais elle est le siége d'une ulcération étendue à bords ridés et rétractés, peu fongueuse, datant de six mois ; ganglions sous-axillaires engorgés. Depuis le début de l'ulcération, la malade s'amaigrit. Nous avons affaire à la forme squirrheuse du cancer. La malade désirant ardemment être débarrassée de son mal, nous l'opérons immédiatement.

Le 25 juillet, la malade préalablement cloroformée, une première incision courbe à concavité inférieure est faite à la partie supérieure ; une seconde inférieure regarde en sens inverse. Toute la glande est ainsi cernée. Nous détachons ensuite par sa face profonde la glande qui n'a aucune adhérence avec le grand pectoral, et nous enlevons le tout. Une seule ligature d'une branche de la mammaire est nécessaire. Nous pansons simplement après avoir rapproché au moyen de bandelettes. Aucun mouvement fébrile. Dès le lendemain, elle prend plusieurs potages, et on augmente rapidement son régime. La ligature ne tomba que le 6 août, la cicatrisation était déjà très-avancée. Quelques accès de fièvre furent coupés par le vin de quina, qu'elle continua pendant tout le mois de septembre.

Le 2 octobre, la plaie était cicatrisée depuis plusieurs jours; l'état général satisfaisant. Elle demande sa sortie.

Nous la perdîmes de vue pendant près de deux ans, après lesquels nous la retrouvâmes dans le service de médecine, pour une affection du foie qui présentait tous les caractères du cancer. Après avoir langui plusieurs mois, elle succomba dans le marasme. La cicatrice était restée bien nette.

Avons-nous bien prolongé les jours de notre malade en l'opérant du sein ? nous n'osons l'espérer ; la marche de la dégénérescence extérieure était lente, chronique ; et on peut légitimement admettre que cette extirpation a contribué au développement de la tumeur hépatique.

Obs. 75. — *Cancer de l'utérus. — Hydronéphrose. — Urémie. — Mort. — Autopsie.*

Demoreuille, Augustine, 37 ans, marchande foraine, d'une constitution un peu débilité, mais sans amaigrissement ; mère de six enfants, entre le 13 octobre 1865. Elle est atteinte depuis deux ans d'un cancer de l'utérus, pour lequel elle n'a jamais pu suivre de traitement à cause de sa profession nomade.

Depuis le début de son affection, elle a éprouvé à plusieurs reprises des hémorrhagies très-graves, ce qu'indique assez son teint de cire. Elle a souvent des palpitations, et à l'auscultation on perçoit un souffle très-prononcé. Au toucher nous constatons une leucorrhée très-abondante et fétide ; léger abaissement de l'utérus ; le col est un peu dirigé en avant à cause d'un peu de rétroversion ; les lèvres ne sont pas indurées, mais plutôt amincies. Le museau de tanche entr'ouvert a la dimension d'une pièce de deux francs ; au centre on sent une grosse végétation en forme de crête de coq, formée par un grand nombre de petits appendices se déchirant sous le doigt en donnant lieu à une petite hémorrhagie. Le doigt contourne cette fongosité dans l'aire du col, mais plus haut il constate des adhérences que nous nous gardons bien de détruire. Par le palper abdominal on sent quelques bosselures au-dessus des pubis ; peu de douleur.

La malade est soumise à un traitement et à un régime toniques ; injections avec le perchlorure de fer.

Le 18, elle est prise d'une hémorrhagie abondante, qu'on arrête avec le perchlorure pur.

Le 20, nous appliquons le cautère actuel ; nous voyons bien au spéculum la masse fongueuse que le toucher nous avait fait reconnaître ; nous en détruisons le plus possible.

Le 25. Examen au spéculum ; traces d'escarres ; nous appliquons un tampon trempé dans le perchlorure de fer.

Le 30 octobre, l'appétit est disparu ; le teint devient de plus en plus jaune paille, bien qu'elle n'ait pas eu de nouvelle hémorrhagie depuis la cautérisation. Elle accuse pour la première fois de l'œdème des pieds. Nous en constatons aussi aux parois de l'abdomen, qui paraît un peu développé.

Le 10 novembre, elle nous fait remarquer dans le flanc droit une tumeur assez rénitente du volume du poing ; située bien au-dessus du fond de l'utérus ; l'œdème a gagné les grandes lèvres ; la leucorrhée est de plus en plus fétide.

Le lendemain, elle accuse un point de côté assez violent à droite, au niveau des dernières côtes ; dyspnée. A l'auscultation, absence de murmure respiratoire dans le tiers inférieur du poumon, avec matité absolue ; le pouls est à 88, un peu mou ; elle tousse à peine. Quelquefois des vomissements muqueux ou bilieux. Nous attribuons cette nouvelle complication à une pleurésie avec épanchement, et nous prescrivons un large vésicatoire.

Sous l'influence de ce traitement, le point de côté disparaît, mais l'épanchement diminue peu. L'œdème augmente ; il occupe non-seulement les membres inférieurs et le tronc, mais la face et les membres supérieurs. L'urine ne renferme pas d'albumine. Jusqu'au 20 novembre, la malade interrogée sur la quantité d'urine rendue ne nous accuse aucune diminution ; ce jour-là, au contraire, elle nous prévient qu'elle n'a plus uriné depuis vingt-quatre heures ; et cependant nous constatons que la vessie n'est pas dilatée. Depuis quelques jours elle tombe souvent dans un état de demi-somnolence ; comme elle prend un peu d'opium nous le lui supprimons.

Les jours suivants, l'hypocondre droit devient de plus en plus développé et douloureux ; la portion sous-ombilicale de l'abdomen l'est beaucoup moins ; du reste l'œdème des parois abdominales rend difficile la palpation des parties profondes. Les vomissements sont de plus en plus fréquents ; l'estomac ne supporte plus qu'un peu d'eau de Seltz et de vin blanc. L'affaiblissement et l'œdème font de rapides progrès ; les réponses de la malade sont brèves, découragées ; à peine a-t-elle prononcé quelques mots qu'elle retombe dans l'assoupissement.

Le 3 décembre, nous la trouvons dans le coma le plus profond, dont rien ne peut la tirer que de fréquentes nausées. Elle reste deux jours dans cet état ; puis l'agonie commence dans la matinée du 6, et la mort arrive vers dix heures du soir.

Autopsie, le 7 à deux heures.

La figure est naturelle ; tout le corps est œdématié, tendu, luisant.

Abdomen. L'incision des parois donne issue à la sérosité qui baigne les couches musculaires et aponévrotiques, et les a comme disséquées ; il s'exhale une forte odeur urineuse ; du péritoine s'écoule une grande quantité de sérosité non purulente ; pas trace de péritonite. Les parois relevés, ce qui frappe tout d'abord, c'est la présence de deux tumeurs volumineuses situées dans chaque flanc. La droite, grosse comme une tête d'enfant, occupe tout l'hypochondre et repousse fortement le foie en haut et en avant ; la face antérieure de celui-ci adhère le colon transverse. La tumeur gauche, de même volume que la précédente, est cachée en partie par l'estomac et l'intestin grêle. Après avoir constaté ces rapports, nous détachons les adhérences des tumeurs avec le colon, le foie, le pancréas, le psoas ; nous limitons ainsi un globe très-tendu de la partie inférieure et interne duquel s'échappe un canal, gros comme l'intestin grêle, qui descend perpendiculairement le long de la colonne vertébrale, et est plein de liquide ; lorsqu'on palpe l'une des tumeurs, on sent à son centre un corps dur, résistant. L'ouverture des kystes laisse écouler environ un litre et demi d'un liquide très-clair, légèrement citrin et d'une odeur fortement urineuse. Le rein occupe le côté externe de la poche, il n'est pas atrophié, mais plutôt allongé ; sa surface est recouverte de dépôts pseudo-membraneux peu consistants ; sa coque fibreuse est décollée dans presque tout son pourtour et contribue à former la paroi du kyste. Lorsqu'on l'incise, on constate qu'il est décoloré, anémié, lavé, mais sans dégénérescence. Si l'on suit l'uretère dilaté, on voit qu'il se prolonge par un bassinet et des calices très-dilatés. Du côté gauche, la tumeur présente les mêmes caractères ; un peu moins volumineuse, elle adhère aux colons transverse et descendant, ainsi qu'à la rate ; mais ces adhérences offrent peu de résistance ; le rein est aussi placé sur le bord externe ; liquide de même nature ; uretère aussi dilaté.

Restait à examiner ces canaux à leur entrée dans la vessie ; pour cela, nous plongeons dans chacun d'eux une sonde de gomme élastique et nous constatons une oblitération au niveau du point où ils adhèrent aux parties latérales de l'utérus. Nous enlevons ensuite la symphyse pubienne de deux traits de scie. La vessie est fortement revenue sur elle-même ; l'urèthre est très-dilaté ; nous incisons l'un et l'autre. La muqueuse vésicale très-saine est peut-être un peu anémiée ; il est impossible de reconnaître sur sa surface d'autre orifice que celui de l'urèthre. A gauche seulement on trouve un petit cul-de-sac dans lequel ne peut pénétrer même un crin. Le cul-de-sac vésico-utérin ne présente rien d'anormal ; l'utérus a à peu près son volume ordinaire ; si on cherche à le séparer du rectum, on constate des adhérences qui cèdent facilement. Les ovaires sont sains ; après avoir étudié tous ces organes en place, nous les enlevons ensemble du bassin ; nous pouvons alors examiner avec soin les uretères à leur point de contact avec l'utérus; ils sont complétement oblitérés et dégénérés. Le fond de la matrice n'est pas atteint ; il a conservé sa forme et sa consistance. La lèvre antérieure est saine ; la paroi antérieure ne présente pas de noyau cancéreux, bien que son tissu crie sous le scalpel ; la cavité est peu dilatée ; l'origine des trompes est saine. Toute la paroi postérieure, excepté la lèvre postérieure du col, est transformée en une pulpe grisâtre sans noyaux hémorrhagiques ; le vagin est sain ; la face antérieure du rectum participe à la dégénérescence sans être perforée.

L'ouverture de la poitrine nous fait constater de l'épanchement séreux dans le péricarde ; le cœur est sain ; les plèvres contiennent peu de liquide ; quelques adhérences à droite.

Pas d'épanchement dans les méninges ni les ventricules cérébraux ; aucune altération du cerveau, du cervelet ou de la moelle.

REMARQUES. — Le diagnostic de la maladie primitive n'était pas difficile à établir ; les commémoratifs aussi bien que les signes actuels indiquaient assez un carcinôme utérin. L'apparition de l'œdème occupant à la fois les extrémités et la face nous avait semblé liée à l'albuminurie ; mais cette opinion ne résista pas à l'examen des urines. Quant à la nature des tumeurs abdominales, nous hésitâmes à nous prononcer jusqu'à ce que des vomissements coïncidant avec une anurie complète nous mirent sur la voie du diagnostic. La vacuité absolue de la vessie, l'absence de fistule utéro-vésicale, qu'un cathétérisme prudent nous avait révélées, nous démontraient qu'il y avait un obstacle au-dessus du réservoir. Les uretères en cotoyant la matrice avaient sans doute participé à la dégénérescence et leur calibre s'était oblitéré. Mais la sécrétion de l'urine s'effectuant toujours, ce liquide n'ayant plus d'issue distendait les uretères, les calices et bassinets et formait les tumeurs que nous avons signalées. La rétention de tous les éléments que le rein doit éliminer, amena l'œdème d'abord, puis ces accidents cérébraux avec vomissements, en un mot cet état que dans ces derniers temps on a si bien décrit sous le nom d'urémie.

Depuis longtemps déjà l'hydronéphrose avait été signalée comme une conséquence possible du cancer utérin. Chopart, Boyer, plus tard Andral, Rayer, avaient reproduit de nombreux exemples de cette complication, mais c'est Aran, notre bien regretté maître, qui a le premier appelé l'attention des observateurs sur la pathogénie de ces phénomènes cérébraux. Ses recherches ont été confirmées par celles de M. Alfred Fournier (*De l'Urémie.* 1864). Les accidents qu'il a décrits sous le nom de forme cômateuse sont bien ceux observés chez notre malade ; et les deux cas d'Aran et de Laségue qu'il reproduit, offrent la plus grande analogie avec le nôtre sous beaucoup de rapports : ainsi absence d'albumine, anurie complète, altération double des uretères, hydronéphrose, vomissements, côma, absence de lésions cérébrales.

Obs. 76. — *Cancer de la verge.*

Cacheux, Casimir, 59 ans, entré le 20 septembre 1861, porte depuis deux ans un épithéliome de la verge. Cette tumeur a commencé par une petite verrue sur le gland ; elle s'est progressivement étendue, et a envahi aujourd'hui la plus grande partie du pénis. Elle forme une tumeur du volume d'une poire de moyenne grosseur divisée en plusieurs lobes, à surface papillaire chagrinée, très-irrégulière ; à la partie inférieure on remarque un sillon qui se continue avec l'urèthre. La dégénérescence s'arrête à 1^{cm} et demi de l'attache du pénis au pubis; en ce point existe une ligne de démarcation bien tranchée, et on sent un rebord circulaire en arrière duquel le tissu érectile et la peau reprennent leur consistance normale. Les ganglions inguinaux sont engorgés, mais ne présentent pas d'induration très-grande. Aucune altération dans les bourses et les testicules. Le malade est assez affaibli, et infecté par l'ichor nauséabond que sécrète sa tumeur. Quelques légères hémorrhagies se sont déjà produites. Bien qu'on lui ait donné à plusieurs reprises le conseil de ne pas se laisser opérer, il finit par suivre notre avis, et le 7 octobre, nous procédons à l'amputation de la verge. L'opération est très-simple, section circulaire de la peau dans la partie saine ; d'un second coup de bistouri nous coupons le corps caverneux et l'urèthre ; trois artères assez volumineuses nécessitent une ligature ; il persiste une petite hémorrhagie qui nous fait appliquer une boulette trempée dans le perchlorure de fer. Une sonde introduite dans l'urèthre y est fixée, puis nous réunissons la plaie au moyen de bandelettes.

Les jours suivants, le malade est incommodé par l'urine qui s'écoule autour de la sonde et vient excorier la peau des bourses.

Le 14, une première ligature tombe, une seconde le 17 ; la cicatrisation marche bien, la sonde qui a été déjà changée l'est encore ce jour-là, ce n'est pas sans douleurs parce qu'elle est devenue rugueuse et est recouverte d'un dépôt salin.

La dernière ligature se détache le 24.

La plaie se rétrécit graduellement, et à partir du 3 novembre, nous retirons complètement la sonde. Il sort le 20, tout est cicatrisé ; il n'éprouve aucune difficulté du côté de la vessie.

Au mois d'avril suivant, je retrouve le malade dans le service de médecine ; pas de récidive du côté de la verge, mais il est franchement tuberculeux ; la maladie fait des progrès très-rapides, et à la fin de juin il succombe. Pendant son séjour en chirurgie, rien n'avait attiré notre attention du côté de la poitrine. Nous nous sommes demandé si la suppression de l'exutoire constitué par le cancroïde, n'avait pas hâté l'évolution ou plutôt le ramollissement de tubercules latents, et si en pareil cas, il n'eût pas été prudent de le remplacer par un cautère.

Obs. 77. — *Cancer du rectum.*

Fontaine, Louis, 50 ans, entre le 3 décembre 1861, pour se faire traiter de fistules à l'anus, déjà anciennes. Il a le teint profondément cachectique et anemié. A l'examen, nous constatons la présence d'un grand nombre de fistules fortement indurées ; en pratiquant le toucher, nous reconnaissons un bourrelet fibro-cartilagineux situé à 5 ou 6^{cm} au-dessus du sphincter, et qui forme un rétrécissement ; il ne nous semble pas très-ulcéré ; il y a eu de fréquentes hémorrhagies par le rectum. Il affirme n'avoir jamais eu d'affection vénérienne. Nous diagnostiquons une dégénérescence carcinomateuse. Ne pouvant espérer d'enlever toute la partie malade, nous nous contentons d'agir comme si les fistules étaient simples ; nous incisons les cinq ou six trajets, et nous enlevons toutes les parties indurées au niveau du sphincter. La cicatrisation se fait bien dans les mois de janvier et février; le 1er mars, il demande sa sortie. Les plaies sont entièrement fermées; on sent toujours le bourrelet supérieur ; il n'y a plus eu d'hémorrhagies. L'état général s'est bien amélioré. Nous n'avons plus revu le malade.

L'observation du cancer au bras sera reproduite à l'article amputation.

Il en sera de même de celui de l'avant-bras.

Un des cancers de la main est dans le même cas.

Voici l'autre.

OBS. 78. — Sorreau, Adelaïde, 77 ans, pensionnaire de l'hospice, entre le 12 mars 1862. Elle porte depuis plus d'un an sur le dos de la main droite, une tumeur de 7 à 8^{cm} de diamètre, en forme de champignon ; son pédicule est très-large à bords retroussés ; sa consistance est ferme ; elle saigne peu. Elle est mobile sur les tissus sous-jacents ; pas de ganglions indurés. Nous diagnostiquons un épithéliome.

Nous l'enlevons le 15, par une incision circulaire ; l'ablation est assez facile, à cause de l'absence d'adhérences avec les tendons extenseurs.

Le 21, la plaie bourgeonne, bonne suppuration. Nous cautérisons chaque jour.

Le 30, il ne reste qu'une plaie linéaire.

Le 1er avril, la cicatrice est complète. La malade rentre à l'hospice ; il n'y a pas eu de récidive.

CHAPITRE ONZIÈME

MALADIES DES ORGANES GÉNITO-URINAIRES

Ces affections, déduction faite des maladies vénériennes, n'ont pas été très-fréquentes ; nos observations ne portent en effet que sur treize cas qui se répartissent de la manière suivante :

Cystite chronique	1
Hypertrophie prostatique	2
Rétrécissement de l'urèthre	2
Epididymite traumatique	1
Hydrocèle	6
Paraphymosis	1

Dans deux cas, les malades ont succombé.

Obs. 79. — *Rétention d'urine. — Hypertrophie prostatique.*

Ballet, François, 80 ans, entre le 7 novembre 1865, pour une rétention complète d'urine remontant à quarante-huit heures. Des tentatives de cathétérisme faites hier n'ont pas eu de succès. Nous les recommençons aujourd'hui et pénétrons sans trop de difficulté dans la vessie. L'obstacle se fait sentir au moment où l'on franchit la courbure sous-pubienne ; il dévie un peu notre sonde vers la gauche. Nous extrayons un litre et demi d'urine. Le malade est dans une agitation extrême; il a du délire ; malgré son grand âge, il veut sauter à bas de son lit, et on est obligé de lui mettre la camisole. La sonde est laissée à demeure.

Le lendemain, l'état général s'aggrave, la langue devient sèche, le pouls petit, filiforme ; à l'agitation succède la prostration et il succombe dans la soirée du 14. Pas d'autopsie.

Obs. 80. — *Paralysie et catarrhe vésical. — Mort.*

Charlet, Joseph, 28 ans, entre le 7 avril 1864. Ce malade, militaire réformé, amputé d'une jambe à Solférino, déclare n'avoir jamais eu de maladie vénérienne ; il est considérablement amaigri, teint cachectique. Il souffre depuis plus d'un mois d'un catarrhe vésical ; il y a incontinence d'urine ; le cathétérisme est très-facile et n'en extrait qu'une petite quantité, qui donne un dépôt muco-purulent très-épais. Par le toucher rectal on constate qu'une épaisseur considérable sépare le doigt du bec de la sonde. Fièvre presque continue ; appétit nul. Le malade est soumis à la térébenthine cuite 40 et 50 centgr. par jour.

Le 11, je pratique une injection vésicale avec eau 250 grammes, nitrate d'argent 0,15 centigr. ; elle détermine une douleur assez vive pendant quatre ou cinq heures, après quoi survient du calme ; les urines se modifiant peu, j'augmente la dose de nitrate de 10 centigr. ; mais les douleurs deviennent intolérables. Je renonce à ces injections et les remplace par celles d'eau froide. En même temps je prescris des émulsions camphrées et laudanisées, des émollients et des lavements opiacés. L'état de ce malheureux n'en continue pas moins à s'aggraver, et il s'éteint le 25 avril. L'autopsie n'a pu être faite.

Nous n'avons soigné que deux rétrécissements de l'urèthre.

Obs. 81. — *Rétrécissement de l'urèthre. — Cystite.*

N...., 21 ans, entré le 10 juillet 1863, a porté longtemps une uréthrite qu'il a entretenue par de nombreux excès. Il éprouve depuis quelques semaines des symptômes de cystite, douleurs extrêmement vives de la région hypogastrique, spontanées et provoquées par la pression ; urines fortement chargés de mucosités purulentes, ammoniacales. L'émission en est difficile et le jet est fortement diminué, c'est-à-dire qu'il y a des signes de rétrécissement. Nous nous en assurons par le cathétérisme, et nous trouvons l'obstacle au niveau du bulbe, plutôt en-deçà. Comme traitement, nous employons la dilatation progressive au moyen des sondes en étain ; nous avons peine à franchir l'angustie avec notre plus petit calibre, le n° 14. Chaque jour nous sondons et nous laissons la sonde en place pendant plusieurs minutes ; tous les deux ou trois jours nous nous élevons d'un numéro, de manière à être arrivé au 22, le 15 août. En même temps nous prescrivons la tisane de bourgeons de sapin et les pilules de camphre et d'opium. Sous l'influence de ce traitement, les douleurs se sont calmées, les urines ont repris à peu près leurs qualités normales, ce que voyant, le malade exige sa sortie le 19, bien qu'il ne soit pas entièrement guéri. Nous lui promettons une rechute et en effet il nous rentre le 13 janvier 1864.

Il ressent de nouveau les symptômes déjà décrits ; ses urines sont encore catarrhales, la douleur hypogastrique est très-vive ; nous prescrivons des cataplasmes, des bains de siége fréquents et prolongés, émulsion camphrée ; belladone intùs et extra. L'amélioration est assez rapide. Nous ne commencons le traitement du rétrécissement que le 29 janvier, en débutant par le n° 14. A peu de distance du col nous sentons un obstacle assez allongé, et nous éprouvons une grande peine à le franchir ; ce n'est qu'au moyen d'une pression lente et graduée que nous parvenons dans la vessie. Il s'écoule quelques gouttes de sang.

Les jours suivants, nous pénétrons plus facilement et constatons bien qu'outre l'altération organique, il y a du spasme uréthral. En effet, le malade assez nerveux, se contracte à la première impression de la sonde, et il faut attendre quelques minutes avant de franchir l'obstacle. L'urine dès le 6 février n'était plus aussi chargée.

Le 12, j'employais le n° 16 ; j'augmente tous les quatre à cinq jours, et au milieu de mars j'atteignais le n° 23.

Le 30 mars, se trouvant guéri, il sort. Il revient se faire sonder tous les huit jours, puis tous les mois, à peu près régulièrement.

Vers le 15 juin 1865, il nous revient avec des signes de cystite, mais sans symptômes de rétrécissement. Nous prescrivons : bains de siége, pilules camphrées et opiacées ; pendant quelques jours son état s'améliore, mais le 10 ses urines sont sanguinolentes ; les mucosités sont plus abondantes ; nous prescrivons six sangsues au périné.

Le 13, je lui fais une injection vésicale d'eau fraiche avec la sonde à double courant qui pénètre sans difficulté. Lavements laudanisés.

Le lendemain, mieux sensible ; jusqu'au 20 je continue les injections tous les deux jours ; je les interromps avec intention pendant deux jours ; les douleurs reparaissent avec d'abondantes mucosités, ce qui m'engage à y revenir le 22. Une amygdalite vient un peu faire diversion à la cystite.

Le 10 août, tout est rentré dans l'ordre ; plus de douleurs, peu de dépôt.

Le 14, il veut encore sortir, mais après de nouveaux excès il nous revient le 19 septembre. Nous reprenons les injections et il nous quitte après huit jours, bien amélioré. Depuis cette époque il revient de temps à autre se faire sonder, bien que le rétrécissement n'ait plus reparu.

HYDROCÈLES

Les cas d'hydrocèle ont été au nombre de six ; nous avons employé le traitement ordinaire, la ponction suivie d'injection iodée au tiers. Toujours nous avons obtenu la guérison ; mais nous insistons sur ce fait, que M. Nélaton a si souvent rappelé à ses élèves, à savoir : que presque toujours après l'opération il se reproduit de l'épanchement qui ne disparaît qu'après un mois ou six semaines ; ce phénomène demontre assez péremptoirement que la guérison de l'hydrocèle n'est pas une conséquence de l'adhérence des feuillets de la tunique vaginale, mais au contraire de la modification dans les propriétés d'absorption et d'exhalation de cette membrane. Au point de vue diagnostique nous signalerons comme facilitant beaucoup la constatation de la transparence, l'emploi du stéthoscope, comme on l'a conseillé depuis quelques années.

Nous croyons utile de ne rapporter qu'une seule observation d'hydrocèle qui présentait une complication.

Obs. 82. — *Hydrocèle compliquée probablement de sarcocèle syphilitique.*

N...., 35 ans, surveillant de fabrique, entre le 21 mai 1863, son teint est pâle, fatigué ; la constitution est délicate ; il n'accuse aucune maladie vénérienne antérieure. Depuis plusieurs mois il porte une hydrocèle du côté droit ; la tumeur est très-volumineuse ; on constate bien de la transparence dans toute la partie antérieure, mais l'obscurité est assez étendue en arrière, et malgré la distension on sent que le testicule est hypertrophié et un peu induré. Le malade n'éprouve aucune douleur et c'est plutôt à cause de la gêne qu'il vient réclamer une opération. Nous y procédons le 28 mai. Le liquide évacué par la ponction est limpide ; sa quantité peut être évaluée à près d'un litre ; on constate après sa sortie un engorgement considérable du testicule et du cordon. Lorsqu'on palpe avec soin, on reconnaît que l'épididyme est développé et induré, en même temps qu'il forme une véritable coque ou capsule à la glande, d'une consistance moins rénitente. L'épididyme ainsi hypertrophié se continue par un cordon d'un fort calibre et lui-même induré. Il y avait donc derrière l'épanchement une autre lésion à traiter, occupant l'épididyme et le canal déférent. A quelle affection devions-nous la rapporter ?

1° Les tubercules. Dans cette maladie on trouve aussi du gouflement, mais le liquide est rarement aussi abondant ; les tubercules forment de petites tumeurs marronnées occupant le tissu profond de la glande, leur marche est plus rapide, ils contractent de bonne heure des adhérences avec la peau, à mesure qu'ils se ramollissent, et finissent par s'ulcérer pour donner issue à un pus caractéristique. Ici rien de semblable.

2° Le cancer a quelques-uns des caractères observés chez notre malade ; mais l'épanchement est presque nul ; il se développe assez rapidement des adhérences au scrotum qu'il ulcère, et détermine des douleurs pathognomoniques ; en outre il siége surtout dans la glande et non dans l'épididyme.

3° Reste une troisième altération, le sarcocèle syphilitique ou testicule vénérien. Bien que notre malade déclare n'avoir eu aucun accident de cette nature, en nous fondant sur les phénomènes locaux observés, nous sommes disposé à conclure à cette dernière affection. Dans cette hypothèse, une seule chose était un peu anormale, c'était la quantité de l'épanchement ; mais la consistance homogène, la disposition cupuliforme de l'épididyme enchâssant le testicule comme un gland, l'absence d'adhérences de la peau et de douleurs, l'induration du cordon, c'étaient-là des signes suffisants pour appuyer notre opinion.

En raison de la quantité de liquide, nous croyons toujours avoir fait chose utile en l'évacuant ; nous ne pratiquons pas d'injection, et nous soumettons immédiatement le malade à un traitement mercuriel et ioduré. Après quinze jours de cette médication, nous constatons une reproduction presque complète du liquide.

Le 25 juin, nous l'évacuons et nous pouvons nous assurer que l'induration de l'épididyme est moindre ; cette fois nous recourons à l'injection iodée au tiers. Puis les jours suivants, nous appliquons des compresses trempées dans une solution d'hydrochlorate d'ammoniaque; elles déterminent un érythème avec excoriations que nous cicatrisons avec le cérat saturné.

Le 13 juillet, le liquide qui s'était reproduit en partie, tend à disparaître ; la coque formée par l'épididyme est bien diminuée et beaucoup moins dure. Par la pression du testicule, on détermine les douleurs spéciales à cette glande et qui avaient disparu depuis longtemps. Le malade demande sa sortie ; mais il continue chez lui son traitement pendant trois ou quatre mois. Il revient nous voir régulièrement, et à la fin de novembre, nous pouvons déclarer une guérison complète.

CHAPITRE DOUZIÈME

HERNIES

Nous avons pratiqué deux fois le débridement herniaire; nous avons eu un succès et un décès.

Voici ces deux observations :

Obs. 83. — *Hernie inguinale étranglée. — Anus contre nature. — Guérison.*

Les renseignements que nous avons sur ce malade intéressant sont très-incomplets à cause d'une absence prolongée qui a suivi de quelques jours l'opération ; nous les donnons tels quels.

Quénon, Louis, 20 ans, porte depuis plusieurs années une hernie inguinale gauche, qui n'a jamais été contenue par un bandage. Depuis quarante-huit heures il présente des signes d'étranglement, lorsqu'il entre le 2 novembre 1862. Nous employons sans succès le taxis prolongé, la belladone intùs et extra, lavements purgatifs et au tabac, sangsues, etc. Ne voyant aucun résultat, nous pratiquons l'opération le 4 ; la hernie était formée d'intestin grêle et d'épiploon ; le premier put rentrer, mais l'épiploon avait contracté des adhérences, et nous dûmes le laisser dans la plaie. Il y eut sphacèle de l'épiploon et d'une partie de l'intestin, dont un vaste lambeau s'élimina, et formation d'un anus contre nature. Celui-ci se ferma spontanément: le malade guérit et sortit de l'hôpital dans la première quinzaine de janvier 1863.

La hernie s'est reproduite et le malade doit porter un bandage.

Obs. 84. — *Hernie inguinale ; variété rare (hernie à sac intra — vaginal de M. Bourguet). — Débridement. — Mort. — Autopsie.*

Borning, Charles, 38 ans, d'une constitution robuste, mais d'une intelligence très-bornée entre, dans mon service le 23 novembre 1861, présentant les symptômes d'un étranglement herniaire. A force de questions nous obtenons de lui les renseignements suivants : M. Chassaignac l'a opéré à deux reprises d'une hydrocèle, par la méthode du drainage ; depuis la dernière opération, dont il ne peut nous fixer la date, la tumeur des bourses s'est reproduite ; enfin il y a quelques jours il a été pris de vomissements opiniâtres avec constipation.

Examen du malade. Au côté droit du scrotum je trouve une tumeur plus volumineuse que le poing, pyriforme. Par la palpation, je constate qu'elle se compose de deux portions distinctes : l'une inférieure, constituant plus des deux tiers de la masse totale, est d'une consistance variable suivant les points; sa face antérieure au niveau de laquelle la peau est un peu rouge, présente une certaine mollesse, mais sans qu'on puisse y percevoir de fluctuation ; la face postérieure est au contraire rénitente ; sa base dirigée en haut est limitée par un rebord dur, presque cartilagineux.

La seconde portion forme au-dessus de cette cloison une autre tumeur de caractère tout différent. En effet, ici la peau a sa coloration normale ; tandis que la première ne diminue en rien par la pression, celle-ci, de consistance molle, mais sans fluctuation, disparaît en partie par une pression modérée et avec un bruit de gargouillement prononcé. Le doigt en refoulant la peau vers le canal inguinal rencontre un anneau très-dilaté, et par lequel nous sentons qu'une portion d'intestin hernié peut rentrer. Après cette manœuvre, il reste un cordon dur et douloureux. On ne constate de transparence en aucun point de la tumeur.

L'abdomen est légèrement distendu par les gaz, mais peu douloureux à la pression. Constipation opiniâtre depuis quatre jours ; vomissements fortement bilieux, sans odeur stercorale. Pouls à 88—92, médiocrement développé ; facies grippé ; état d'angoisse et d'impatience très-marqué.

Quel devait être notre diagnostic ? Tout d'abord nous étions frappé par des signes évidents d'un étranglement intestinal : constipation opiniâtre, vomissements bilieux répétés, tympanite abdominale sans douleur à la pression, facies grippé, etc. Tout nous faisait admettre que la cause anatomique de ces phénomènes si graves devait avoir son siége dans la tumeur du scrotum décrite ci-dessus. Mais dans quel point de cette tumeur la localiser ? Nous avons dit plus haut que notre malade avait été antérieurement traité d'hydrocèle: une partie des signes de cet épanchement existait encore, excepté un toutefois dont l'absence se comprenait facilement : nous voulons parler de la transparence. Celle-ci ne pouvait plus être perçue à travers la séreuse vaginale que la phlogose déterminée par le drain avait rendue imperméable à la lumière. L'état enflammé de la peau à la face antérieure était aussi un fait anormal, et indiquait presque un commencement de suppuration. Quant au testicule, sa position était très-difficile à apprécier. Malgré ces symptômes exceptionnels, nous nous crûmes autorisé à admettre une nouvelle rechute de l'hydrocèle. Un moyen d'exploration eut pu nous éclairer, c'était la ponction exploratrice; heureusement nous ne nous y arrêtâmes pas, et on verra plus loin qu'il n'eût pas été sans danger. La percussion aurait été d'un grand secours, comme la suite le prouvera, mais l'idée ne nous en vint pas.

Voyons maintenant par quoi était constituée la partie supérieure de la tumeur. Elle offrait d'une manière évidente les caractères d'une hernie inguinale. En effet on faisait rentrer avec la plus grande facilité et à travers un anneau et un canal inguinal assez dilatés pour y introduire deux doigts, une anse intestinale sortie de l'anneau, sauf un cordon induré gros comme le pouce et situé en arrière. Qu'était ce cordon ? Etait-ce le canal déférent dégénéré comme l'était peut-être le testicule lui-même ? Etait-ce de l'épiploon irréductible ? Etait-ce une portion d'intestin étranglée ? Mais comment admettre cette dernière hypothèse, lorsque nous refoulions sans aucune difficulté une partie de la tumeur évidemment constituée par l'intestin à travers un anneau des plus larges ? Nous penchions plutôt vers une dégénérescence du canal spermatique. Mais tous ces raisonnements ne nous faisaient pas découvrir le siége de l'étranglement et tout nous disait pourtant qu'il devait être dans la tumeur même. Avec un diagnostic aussi vague, il ne nous était pas permis d'établir une médication bien rationnelle. Mais comme il n'y avait pas urgence à opérer, nous nous en tînmes pour le moment au traitement médical : huile de croton à l'intérieur, lavements purgatifs et au tabac, sangsues sur la tumeur, bains, glace et belladone *intùs et extra*. Le malade se prêtait très-mal à ces divers traitements, qui restèrent sans aucun effet ; la constipation ne put être vaincue ; les vomissements devinrent fécaloïdes, la face de plus en plus grippée, le pouls à 120, petit. Enfin, malgré l'incertitude de notre diagnostic et la conviction que la coarctation n'existait pas dans le canal inguinal, nous nous décidâmes le 29 à opérer, avec l'espoir que l'incision des téguments nous mettrait sur la voie du véritable diagnostic. En conséquence, une incision est faite perpendiculairement sur un pli de la peau au niveau de la partie supérieure de la tumeur ; puis avec les plus grandes précautions nous coupons en dédolant les couches successives qui se présentent. Une seule artériole est tordue. La fluctuation devient de plus en plus sensible à mesure que nous nous approchons du sac. Une petite piqûre donne issue à de la sérosité ; nous agrandissons ensuite ce sac et mettons l'intestin à nu. Comme nous l'avions reconnu avant l'opération, le doigt pénètre très-aisément à travers l'anneau et jusque dans la cavité abdominale. La masse intestinale herniée, qui appartient à l'intestin grêle, est assez longue ; on y reconnaît deux parties bien distinctes : une antérieure, flasque, affaissée, pâle ; une postérieure d'un calibre moyen, mais dure et congestionnée; un lambeau d'épiploon enlace cette dernière en spirale.

Si l'on suit avec le doigt l'anse postérieure de haut en bas, on rencontre à la partie inférieure et postérieure de la cloison en forme de godet déjà signalée plus haut, un anneau étroit, à bords très-denses, semi-cartilagineux, que traverse l'intestin et où siége manifestement l'étranglement. Cet anneau est incisé en deux points avec des ciseaux guidés par l'index. Cette constriction levée, nous introduisons le doigt dans un canal fibreux, et 2cm plus bas nous sentons une nouvelle bride de même forme que la précédente et aussi résistante. Mais au même moment nous percevons une forte odeur de matière fécale, dont nous voyons sourdre une petite quantité par la plaie. Nous cherchons à débrider comme plus haut, et c'est avec peine que nous arrivons à pratiquer deux petites incisions dans ce tissu semi-cartilagineux. Nous essayons alors quelques tractions sur l'intestin et l'épiploon, mais il nous est impossible de les déplacer, de fortes adhérences les fixant en ce point. En présence de l'inutilité de nos efforts, nous croyons imprudent d'insister et prenons la résolution de laisser l'intestin en place en tenant les lèvres de l'incision écartées. Mais de nouvelles anses intestinales se faisant jour par le canal inguinal, nous nous trouvons obligé de rapprocher les lèvres de la plaie dans sa partie supérieure en appliquant deux points de suture afin de les contenir; en même temps nous exerçons une légère compression sur le canal.

Le résultat de l'opération ne pouvait être douteux, mais le malade vint encore le compliquer la nuit en enlevant les épingles et en tirant l'intestin au dehors. Treize heures après l'opération il succombait dans le délire le plus violent.

AUTOPSIE. — Le 31, nous procédons à l'autopsie ; voici ce que nous constatons :

La paroi abdominale incisée dans sa partie supérieure est rabattue sur les cuisses ; les anses intestinales sont énormément distendues, elles adhèrent entre elles par des pseudo-membranes grumeleuses ; un peu de liquide séreux, légèrement opalin. Deux anses traversent très-librement le canal inguinal que nous incisons. Nous les retrouvons dans l'aîne avec les mêmes caractères que pendant l'opération et baignant dans des matières fécales. Au-dessous, nous rencontrons la cloison fibro-cartilagineuse décrite plus haut, et qui forme une espèce de capsule, en certains points d'une épaisseur de 2 à 3^{cm}, regardant en haut, à surface lisse, se réfléchissant en arrière en forme d'infundibulum, pour venir se terminer au niveau du deuxième anneau fibreux. A travers ce canal, pénètre l'anse intestinale que après avoir incisé la cloison et l'infundibulum, nous retrouvons étalée dans la tunique vaginale. Dans son passage à travers le canal fibreux, l'intestin présente une ulcération de l'étendue d'une pièce de deux francs correspondante au trajet qui sépare les deux anneaux ; l'épiploon est enlacé autour de l'anse au-delà comme en-deçà de ceux-ci. Dans la tunique vaginale où n'existe pas trace de liquide, les circonvolutions intestinales qui forment une longueur d'au moins 25 à 30^{cm}, sont agglutinées entre elles et avec l'épiploon et accolées aux parois séreuses par des pseudo-membranes de consistance variable.

Le testicule est confondu dans l'épaisseur même de la paroi postérieure si dense ; il n'a éprouvé d'autre altération qu'un peu d'atrophie et se continue par un canal déférent, tout-à-fait sain.

Remarques. — Lorsque nous observâmes ce fait, il y a cinq ans, nous fîmes de nombreuses recherches dans les auteurs, sans rencontrer de cas identique au nôtre ; la description, qu'Astley Cooper a donné de la *hernie enkystée de la tunique vaginale*, s'en rapprochait seule quelque peu. « Cette hernie, dit le célèbre chirurgien de Londres, a pour caractères d'être congénitale ; à l'ouverture de la vaginale, on trouve enveloppant l'intestin un second sac qui adhère par sa surface externe à la séreuse testiculaire tandis que la face interne présente les caractères ordinaires d'un sac herniaire. » Mais ces analogies étaient loin de nous satisfaire, lorsqu'une observation de M. Bourguet d'Aix suivie des commentaires les plus judicieux (*Gaz. hebd. 1865*), vint nous donner la clef du véritable mécanisme de notre hernie. Pour bien comparer les deux observations, nous ne pouvons mieux faire que de résumer d'abord le fait de l'éminent chirurgien.

Il s'agissait d'un jeune homme de 22 ans, entré à l'hôpital pour une hernie inguinale droite, étranglée depuis quatre jours. Comme antécédent, pas de hernie congénitale, apparition de la tumeur à l'âge de 17 ans ; application immédiate d'un bandage qui ne fut pas toujours porté. Sous l'influence d'un mouvement brusque, la hernie sortit, et ne put rentrer malgré plusieurs tentatives de taxis. Cinq jours après, le chirurgien constate outre les signes généraux d'un étranglement, une tumeur plus volumineuse que le poing, ovoïde, remplissant complètement le scrotum, distendant le canal inguinal et se continuant dans la cavité abdominale ; la partie inférieure de la tumeur est molle, fluctuante, presque insensible à la pression ; elle laisse apercevoir par transparence la lumière d'une bougie. La partie supérieure est distendue surtout à mesure qu'on s'élève et qu'on se rapproche de l'orifice supérieur du canal inguinal, plus sensible à la pression, dure, non fluctuante, sans transparence. Le canal inguinal paraît plus distendu à sa partie supérieure qu'à sa partie inférieure, aux environs de l'anneau externe où l'on commence à sentir de la fluctuation.

L'opération ayant été décidée, on pratiqua une large incision ; on trouva un premier sac contenant 100 grammes environ de sérosité. L'étendue de cette cavité remonte jusqu'au dessus de l'anneau inguinal et descend jusqu'à la partie inférieure du scrotum ; elle renferme : 1° en bas le testicule recouvert par sa séreuse; 2° en haut au niveau de l'anneau, une tumeur complètement séparée du testicule, lisse, tapissée par une séreuse et offrant les caractères de l'intestin. Elle se prolonge dans le canal et jusque dans l'abdomen. Le doigt promené autour du pédicule ne peut pénétrer dans la cavité abdominale. Les parois de la tumeur minces en bas et en dedans augmentent de densité à mesure qu'on se rapproche de l'anneau ; elle est un peu fluctuante au bas ; sa surface bosselée est sillonnée par quelques grosses veines qui lui donnent l'aspect du cœcum. On essaya la réduction en masse, mais sans succès ; on chercha ensuite à l'attirer au dehors, on n'y réussit pas plus. Cependant la partie la plus mince céda, et par cette perforation, il s'écoula de la sérosité. L'ouverture fut agrandie, et on aperçut l'intestin grêle, étranglé par le collet de ce second sac au niveau de l'anneau inguinal supérieur ; la première poche ouverte était la tunique vaginale, la seconde, le véritable sac constitué par le péritoine. On débrida et on réduisit sans aucune difficulté. On put alors examiner le sac vide d'intestin ; il formait une tumeur de 7 à 8^{cm} de longueur, à parois inégalement épaisses et résistantes, se terminant inférieurement en un cul-de-sac imperforé, faisant en bas saillie dans la séreuse du testicule ; se continuant en haut par le canal inguinal jusque dans l'abdomen.

Après avoir reproduit le fait avec de grands détails, M. Bourguet cherche à se rendre compte du mode de production de ce genre de hernie anormale, et en donne l'explication suivante :

Dans l'état normal, dit-il, après la descente du testicule, le canal qui lui a donné passage s'oblitère, la tunique vaginale revient à des dimensions très-exiguës ; dans quelques cas, le canal et la tunique vaginale remontent jusqu'aux environs de l'anneau abdominal et se continuent avec le péritoine. Parfois aussi, il arrive qu'au niveau de cet anneau, il y a oblitération de l'orifice de communication des deux séreuses, tandis que le canal vaginal persiste au-dessous et se continue avec la tunique du testicule qui alors a des dimensions exagérées. Qu'avec cette disposition des séreuses, une hernie se produise, le péritoine poussé par l'intestin déprimera la fossette inguinale, traversera le canal inguinal, puis l'anneau externe, il rencontrera la séreuse du testicule, la refoulera en quelque sorte et viendra proéminer dans sa cavité ; les deux séreuses s'accoleront ou peut-être, la vaginale s'éraillant, le péritoine viendra faire saillie dans la cavité de la poche testiculaire. Alors le sac ne sera plus formé que par un feuillet séreux, tandis qu'au niveau de la rupture, des sécrétions plastiques détermineront un anneau dense, résistant, éminemment propre à l'étranglement.

Après avoir ainsi résumé les traits principaux de l'observation de l'habile chirurgien d'Aix et l'explication très-plausible qu'il en a donnée, nous nous trouvons plus à même de lui comparer le cas que nous avons observé.

Nous avons dit plus haut que l'état mental de notre malade ne nous avait pas permis d'avoir des renseignement bien complets. La hernie était-elle congénitale ? Préexistait-elle aux deux atteintes d'hydrocèle ? Nous l'ignorons.

Dans l'observation (n° 84), comme dans celle de notre confrère, la tumeur de forme ovoïde se composait de deux parties; l'inférieure chez Borning était assez rénitente, non fluctuante, douloureuse à la pression, dépourvue de transparence ; chez le malade de M. Bourguet, nous trouvons des caractères tout-à-fait opposés.

Chez le n° 1, la partie supérieure était plus molle, peu douloureuse, sans transparence ; le canal était dilaté et on sentait très-bien qu'une portion d'intestin rentrait par la pression sans grande difficulté. Chez le n° 2, la même partie était distendue surtout à mesure qu'on s'élevait et qu'on se rapprochait de l'anneau inguinal supérieur, plus sensible à la pression, dure, non fluctuante.

L'opération faite pour le n° 2, et l'autopsie pour le n° 1, nous trouvons dans le premier cas, un sac dont l'extrémité libre vient faire saillie dans la tuniqne vaginale remplie de liquide ; ce sac ouvert, on y trouve une anse intestinale très-courte. Dans l'obs. 1, l'anse est très-longue ; elle occupe la poche testiculaire très-dilatée et vide de liquide.

Dans l'obs. 2, les parois du sac et de la tunique sont indépendantes dans la plus grande partie de leur étendue et ce n'est qu'au niveau du collet du sac qu'il y a hernie complète. Dans l'obs. 1, le sac occupe en entier la tunique testiculaire, les deux séreuses sont entièrement confondues et les circonvolutions sont accolées entre elles.

Dans l'obs. 2, la cavité vaginale remonte jusqu'à l'anneau supérieur du canal inguinal, et c'est là qu'a lieu l'étranglement par le collet du sac. Dans l'obs. 1, la cavité vaginale ne commence qu'à 5 ou 6cm au-dessous de l'anneau externe, et c'est après avoir traversé le canal inguinal extrêmement dilaté et le trajet étendu de son anneau externe à la tunique séreuse, qu'il pénètre à travers une perforation creusée dans la paroi supérieure de celle-ci et constituant un véritable canal avec un trajet de 2cm environ et deux anneaux, l'un supérieur, l'autre inférieur. C'est au niveau de ces deux anneaux que s'est produit un double étranglement.

Ce parallèle établi entre les deux faits, nous permet de constater de grandes différences dans les détails, mais tous deux présentent le caractère pathognomonique de cette variété de hernie, nous voulons dire la présence d'un sac herniaire dans la cavité même de la tunique vaginale. Si de plus nous cherchons à nous rendre compte du mécanisme de notre hernie, nous allons y trouver la démonstration de l'étiologie de M. Bourguet. Voici, en effet, ce qui s'est très-probablement passé chez notre malade : l'intestin poussant devant lui le péritoine, a traversé le canal inguinal et ses deux anneaux, puis descendant toujours, a atteint la partie supérieure de la tunique vaginale; après le drainage il s'est insinué dans la perforation qui en est résultée, est venu faire saillie, toujours coiffé de la séreuse abdominale dans la cavité de la tunique vaginale; de nouvelles anses sortant par le canal inguinal dilaté ont poussé les premières jusqu'à ce que la cavité testiculaire a été remplie; les deux séreuses péritonéale et vaginale, se trouvant en contact, la première, par sa surface externe, la seconde, par sa surface interne, se sont enflammées, ont contracté des adhérences entre elles en même temps qu'avec l'intestin. Mais cette inflammation a déterminé au niveau de la perforation des sécrétions plastiques, denses et semi-cartilagineuses tout-à-fait propres à l'étranglement. L'opération du drainage a donc produit ici l'éraillement que dans son hypothèse ingénieuse M. Bourguet regarde comme devant quelquefois être la cause occasionnelle de ce genre de hernie.

Notre opération n'eut pas le même succès que celle de notre confrère, et l'autopsie en donna une explication suffisante. Les adhérences nombreuses de l'intestin qui faisait corps pour ainsi dire avec le canal, siége de l'étranglement, ne nous permettaient pas de l'attirer vers la peau et d'établir un anus artificiel. Aujourd'hui que nous sommes mieux renseigné sur ces lésions anatomiques si imprévues, nous nous demandons encore quel autre parti nous aurions pu suivre.

Nous reproduirons à la suite de ces observations les deux cas suivants, bien qu'ils n'aient pas été observés à l'hôpital, mais à cause de l'intérêt qu'ils présentent.

Obs. 85. — La veuve N...., 68 ans, d'une bonne constitution, porte depuis huit mois, une *hernie crurale droite*, qu'elle ne sait à quelle cause attribuer ; jamais elle n'a porté de bandage. Depuis trois jours, sa hernie est étranglée; lorsque nous la voyons pour la première fois, le 27 mai 1865, appelé par le médecin de la malade, voici ce que nous constatons : la tumeur située à droite est dure, marronnée, de la grosseur d'une noix, placée au-dessous de l'arcade crurale, peu douloureuse au toucher. Les vomissements ont commencé il y a trois jours ; après avoir été d'abord alimentaires, puis bilieux, ils sont aujourd'hui franchement stercoraux. Le ventre est assez développé ; les circonvolutions intestinales se dessinent fortement ; constipation opiniâtre. L'état général est bon, le pouls est à 80, assez développé. L'étranglement est évident. Comme traitement, on a essayé le taxis à plusieurs reprises, puis la série de médications que nous avons déjà citées plus haut, et cela sans aucun succès. Nous renouvelons encore nous-mêmes le taxis sans mieux réussir. Trouvant la malade dans de bonnes conditions générales et locales, et convaincus que nous ne gagnerions rien à attendre, nous prenons le parti d'opérer séance tenante. Un pli est fait à la peau perpendiculairement à l'axe du membre; incision de 6^{cm} ; j'incise ensuite le fascia superficiel, puis j'abandonne le bistouri pour ne me servir que de la sonde cannelée et de la pince, j'arrive ainsi au sac, qui ne contient que peu de liquide; aussi est-ce avec beaucoup de soin que nous l'ouvrons, nous pouvons alors atteindre facilement l'étranglement, qui est incontestablement à l'anneau crural; la constriction y est très-prononcée. L'intestin est congestionné et accompagné d'une petite portion d'épiploon fortement injectée. Nous pratiquons le débridement avec le bistouri de Blandin; deux ou trois incisions sont faites en dedans et en haut, elles ont à peine 2^{mil}. L'intestin et l'épiploon rentrent aisément ; puis nous pansons à plat sans aucune suture. La malade, qui n'avait pas été chloroformée, supporta l'opération sans pousser un cri ; elle perdit très-peu de sang. Deux ou trois heures après, les selles se rétablirent sans avoir été provoquées ; plus de vomissements.

Les jours suivants, la malade n'eut pas de fièvre ; nous faisons le premier pansement le 30 ; il n'y a pas encore de suppuration. Aucun gonflement autour de la plaie, pas de rougeur ; le ventre est souple. Un bouillon, un potage.

Le 1er juin, nouveau pansement ; suppuration peu abondante et superficielle ; les bords de la plaie sont réunis, pas de douleur. Nous augmentons l'alimentation ; pansement chaque jour à la glycérine.

Je la revois le 5, l'état général est excellent ; la plaie a au plus la grandeur d'une pièce de vingt centimes.

Le 9, elle est linéaire, j'y passe le nitrate.

Le 13, tout est cicatrisé, un peu de dyspepsie, vint contrarier la convalescence. La hernie se reproduisant, un bandage fut appliqué.

Obs. 86. — *Hernie crurale étranglée. — Débridement. — Mort.*

Une femme de 50 ans environ, porte depuis plusieurs années, une hernie crurale gauche, qui n'a jamais été contenue par un bandage ; aussi est-elle devenue irréductible.

Le 25 octobre 1864, elle commence à éprouver les symptômes d'un étranglement, constipation, vomissements bilieux, etc., en même temps que la tumeur devenait dure et douloureuse au toucher, des tentatives de taxis furent pratiquées par le médecin traitant, mais sans résultat ; les matières vomies devinrent fécaloïdes, puis tout-à-fait fécales ; le ventre tendu, ballonné, mais non douloureux à la pression, le pouls petit, fréquent. En présence de ces symptômes, l'opération fut proposée à la malade, qui après l'avoir repoussée, l'accepta le 29. Nous y procédons dans l'après-midi. La hernie située à gauche est dirigée transversalement au-dessous de l'arcade crurale ; elle n'est pas très-volumineuse ; il semble qu'au sortir de l'anneau, elle s'est un peu étalée. Voici comment nous opérons: une incision de 7 à 8^{cm} est faite sur un pli de la peau dans le sens de l'axe de la cuisse ; on voit immédiatement la tumeur faire saillie ; elle est du volume d'une grosse noix, et paraît constituée par une anse complète d'intestin. Le sac est adhérent ; il paraît ne pas contenir de liquide. Aussi l'ouvrons-nous avec les plus grandes précautions ; aucune trace de sérosité. Avec le doigt, on sent un premier anneau formé par un orifice du *fascia cribriformis*, mais non celui de la saphène qui est plus en dedans. En longeant l'intestin qui est sain, on arrive sur le ligament de gimbernat, où existe quelques adhérences que nous détruisons ; il n'y a pas d'épiploon. Avec la sonde cannelée mousse et un bistouri boutonné, nous débridons en haut et en dedans par deux incisions d'au plus 2^{mil} ; par une légère pression, l'intestin ne tarde pas à rentrer. La malade qui n'a perdu que peu de sang a supporté courageusement l'opération. Après avoir discuté le mode de pansement, on se décida à appliquer deux points de suture à la partie supérieure de la plaie ; la partie inférieure restant libre pour donner passage aux liquides produits. Pansement simple. Spica.

Le lendemain, les vomissements n'ont pas entièrement cessé, mais ils sont exclusivement muqueux. Pas de selles. Ventre un peu ballonné, peu douloureux. Pouls à 104, assez développé. Pas de douleurs à la plaie. Deux verres de limonade au citrate de magnésie ; lavement purgatif.

Le 31, les vomissements sont arrêtés ; il y a eu une selle assez copieuse ; le ventre est plus souple, le pouls est à 96, bien développé.

Le 1er novembre, la malade va bien ; elle a eu encore un peu de vomissements ; pas de frisson, pouls à 80 ; ventre affaissé, non douloureux à la pression ; peu de sommeil ; appétit. Une tasse de séné. Bouillon froid, léger potage au tapioca.

Nous pansons la plaie pour la première fois ; elle est réunie dans presque toute son étendue, excepté un peu au-dessus des points de suture. Pas de douleurs autour de la plaie, pas de gonflement ; à peine de suppuration.

Le lendemain, la scène a complètement changé ; nous trouvons la malade très-agitée ; pas de sommeil la nuit, incohérences dans ses paroles. Le pouls est à 120, très-petit ; il n'y a plus eu de vomissements, le ventre n'est pas douloureux ; les lèvres de la plaie sont décollées, un peu gonflées; il s'en écoule une suppuration séreuse, fétide, venant du fond de la plaie. A l'agitation succède le côma ; ces symptômes augmentent progressivement et la malade succombe dans la journée du 3. Pas d'autopsie.

Remarques. — A quoi doit-on attribuer la mort ? A la péritonite ? L'absence d'autopsie ne nous permet pas de nous prononcer avec certitude, mais cela est peu probable. En effet, l'abdomen était à peine douloureux, il s'était affaissé à la suite des selles ; les vomissements eux-mêmes avaient cessé. La plaie avait semblé se réunir par première intention, et ce résultat, qui aurait pu être regardé comme une condition favorable dans toute autre circonstance, a certainemeut beaucoup contribué ici à la terminaison funeste. Depuis longtemps M. Nélaton a insisté dans ses leçons cliniques, sur les accidents que pouvait déterminer cette réunion intempestive. Ces accidents, il les attribue au liquide sécrété par le sac, qui comme beaucoup de sécrétions des séreuses enflammées, prend un caractère de malignité tout spécial. Chez notre malade en particulier, ce liquide qui n'avait pu s'écouler librement, était d'une grande fétidité et c'est sans doute à sa rétention dans le sac non réduit, et aux accidents généraux consécutifs, que nous devons notre insuccès. Si cette étiologie est exacte, le remède est facile à appliquer, et c'est par un pansement simple à plat qu'on peut éviter cette complication. Nos points de suture étaient donc ici complétement inopportuns, et ce mode de pansement doit être désormais rejeté à tout prix.

FISTULES A L'ANUS

Nous avons observé quatre fistules à l'anus, dont deux borgnes externes et deux complètes. Elles n'ont rien présenté de remarquable ; nous avons traité par l'incision, les borgnes ont été transformées en complètes, les trajets indurés ont été excisés. La guérison a été obtenue dans trois cas ; dans le quatrième il y a eu récidive ; l'idée nous vint alors de pousser des injections de Villate, et après cinq ou six jours nous obtenions une cicatrisation complète qui s'est maintenue.

HÉMORRHOIDES

Sur les sept malades atteints d'hémorrhoïdes, nous n'avons eu à employer que des palliatifs, le peu de gravité des cas ne nécessitant pas d'opération.

CHAPITRE TREIZIÈME

AMPUTATIONS

Les amputations que nous avons eu à pratiquer depuis le mois de septembre 1861 jusqu'en décembre 1866, sont au nombre de vingt-quatre. Elles se divisent de la manière suivante :

Amputation	du bras	6
Id.	de l'avant-bras.	3
Id.	des doigts	5
Id.	de la cuisse	4
Id.	de la jambe	6

Elles ont été suivies de trois décès dont deux se rapportent à des amputations de cuisse et l'autre à une amputation de jambe. Par ce qui va suivre, on verra que dans le premier cas il s'agissait d'un ivrogne atteint d'une fracture compliquée du fémur et pris de delirium tremens ; dans le second, d'une femme épuisée par la débauche et une tumeur blanche du genou, enfin dans le troisième, d'un vieillard de 92 ans que la gravité des lésions nous contraignit, bien à regret, à opérer.

BRAS

Obs. 87. — *Tumeur blanche du poignet droit. — Amputation du bras. — Guérison.*

Joanné, Jean, 58 ans, entre le 17 janvier 1862 pour se faire traiter d'une tumeur blanche du poignet, datant de trois ans. Il a suivi sans succès de nombreux traitements, et comme il s'amaigrit chaque jour, et que ses forces s'épuisent, il désire ardemment être débarrassé de son membre. Voici le résultat de notre examen : un œdème considérable occupe la main, le poignet et tout l'avant-bras ; il existe un grand nombre de trajets fistuleux donnant une abondante suppuration et menant sur des points nécrosés des os du carpe, du radius et du cubitus jusqu'au coude. Nous sommes entièrement de l'avis du malade, mais nous lui déclarons qu'il est indispensable de l'amputer au-dessus du coude. Nous procédons le 18 à l'opération par la méthode circulaire ; le malade est chloroformé ; l'opération est aussi simple que possible ; pansement cératé. Dès le jour même le malade prend un potage gras ; le lendemain nous lui en prescrivons plusieurs ; le troisième jour, il mange le $^1/_4$; aucune fièvre. Le cinquième il est à la $^1/_2$ matin et soir.

Le 31, la première ligature se détache ; la plaie suppure abondamment ; la réunion est très-avancée.

La seconde ligature est très-adhérente pendant la première quinzaine de février.

Le 20, le moignon s'enflamme, cela nous paraît dû à la présence du fil ; nous nous décidons à employer des tractions plus fortes, auxquelles il cède. Dès lors tout rentre dans l'ordre, la cicatrice est fermée quelques jours après et le malade nous quitte le 29 mars.

L'autopsie du membre nous a montré un grand nombre de parties osseuses nécrosées, dans les os du carpe et de l'avant-bras, des fusées purulentes et des décollements sans nombre.

Obs. 88. — *Cancroïde de l'avant-bras et du bras développé sur une cicatrice de brûlure. — Amputation du bras. — Guérison.*

Delaplace, François, 44 ans, entre le 13 septembre 1862 pour une ulcération cancroïdale développée sur une cicatrice de brûlure très-ancienne et occupant la partie antérieure du bras dans son tiers inférieur et de l'avant-bras dans sa moitié supérieure. Ce vaste ulcère est formé de nodosités rougeâtres un peu fongueuses, mamelonnées, sécrétant un liquide séro-purulent très-fétide. Léger engorgement des ganglions lymphatiques.

Le malade nous dit que sa santé s'altère de plus en plus, et en effet il a un teint cachectique très-prononcé. Comme la dégénérescence nous semble limitée à la peau, et qu'il sera toujours temps d'en venir à l'amputation, nous lui proposons d'enlever d'abord toute la partie de peau qui est altérée. Pour cela nous circonscrivons un vaste lambeau taillé dans la partie saine et nous le décollons avec soin du tissu cellulaire sous-jacent. L'opération fut longue, elle ne donna lieu qu'à un écoulement de sang modéré ; le bras fut placé dans une gouttière. La suppuration s'établit et fut de bonne nature ; après un mois elle était presque complète, mais ce ne fut pas de longue durée.

Le 23 février 1863, le mal ayant récidivé, le malade exigea sa sortie.

Nous le perdîmes de vue jusqu'au 15 mars 1864 ; pendant ce temps il s'était mis entre les mains d'un guérisseur qui lui appliqua force onguents, ce qui n'empêcha pas l'ulcération de faire des progrès en tous sens, et le malade de s'affaiblir. Enfin, à bout de forces et de ressources, il nous rentre. L'ulcération s'est beaucoup étendue ; elle occupe les deux tiers antérieurs de l'avant-bras et la moitié du bras ; elle paraît s'être étendue en profondeur et présente le même aspect que la première fois ; elle saigne peu, jamais d'hémorrhagies. Les douleurs sont devenues intolérables, l'état général des plus mauvais, son teint jaune-paille s'est encore plus prononcé ; il a du souffle au cœur et dans les carotides. Les ganglions sont fort indurés. Tous ces symptômes nous engagent à pratiquer l'amputation. Mais quel point choisir ? La cicatrice de brûlure n'occupe pas seulement l'avant-bras et le bras, mais remonte du côté de l'épaule et du thorax ; n'y a-t-il pas à craindre que le tissu cicatriciel, bien que non atteint, ne se ressente du voisinage de la partie dégénérée. Nous pensâmes pour nous éloigner le plus possible du mal à amputer dans l'article ; mais en face des dangers d'une désarticulation, et surtout d'une suppuration de très-longue durée chez un homme déjà profondément anémié, il nous parut plus sage d'amputer dans la continuité. L'opération fut faite le 17 mars ; le malade ne fut pas chloroformé ; l'amputation ne présenta rien à noter qu'une certaine difficulté pour la compression et le peu de rétraction du tissu cicatriciel dans lequel nous dûmes inciser. Dès le lendemain il fut alimenté et après quelques jours il mangeait la 1/2 matin et soir. La suppuration fut peu abondante ; il n'y eut aucune fièvre, et le 18 avril, la plaie étant déjà cicatrisée depuis plusieurs jours, le malade demanda sa sortie.

Nous avons souvent revu le malade, il n'a eu aucune récidive.

Autopsie du membre. — Nous 'avons trouvé des prolongements du tissu dégénéré dans les interstices musculaires, mais les muscles paraissaient sains. Quelques petits foyers purulents dans le tissu cellulaire.

Obs. 89. — *Fracture du bras par écrasement. — Amputation. — Fracture du maxillaire inférieur. — Guérison.*

Duez, 59 ans, ouvrier des mines, a, le 26 mai 1864, l'avant-bras écrasé par un wagon ; le membre est entièrement broyé ; l'amputation est indiquée. Nous la pratiquons dans la continuité à la partie moyenne du bras par la méthode circulaire ; le tissu cellulaire est le siége d'un vaste épanchement sanguin. Nous constatons aussi une fracture du maxillaire inférieur du côté droit ; la mobilité y est très-grande, la crépitation très-sensible, la muqueuse buccale déchirée en ce point. Une seule dent existe sur le fragment externe, plusieurs sur l'interne ; nous en profitons pour fixer les deux fragments au moyen d'un fil d'argent. Au côté gauche de la face existe une longue plaie descendant verticalement de la région temporale, décollant l'hélix et se terminant à l'angle de la mâchoire. Cette plaie est un peu contuse et maculée par des poussières de charbon. Nous y appliquons après l'avoir bien détergée une suture entortillée en ayant soin de laisser un point libre à la partie déclive et ronde du menton. Le jour même de l'opération, le malade prend une soupe, et l'on en augmente rapidement le nombre.

Les 27 et 28, il va bien ; mais le 29 survient un délire très-aigu et presque continu ; le pouls ne dépasse pas 88. L'opium est donné à hautes doses, 0,20 centigr. d'extrait en quatre pilules ; on continue le même traitement les 30 et 31, et ce n'est que le 1er juin qu'il survient plus de calme après des sueurs profuses provoquées par le narcotique. Nous apprenons seulement alors que le malade avait l'habitude de s'enivrer, nous lui donnons de l'hydromel, liqueur très-goûtée par nos blessés. Pendant ce temps la plaie avait assez bien marché; elle bourgeonne, le pus est de bonne nature ; un petit point s'est pourtant sphacelé ; nous pansons avec l'alcool camphré. La première ligature est tombée le 3, la seconde le 5, la dernière le 9, en même temps que se détache le petit lambeau mortifié. Du côté de la face, la fracture se consolide, et la plaie faciale suppure à ses deux extrémités.

Pendant tout le mois, l'amélioration se prononce de plus en plus ; lorsque le 25, nous remarquons que le moignon devient rouge œdémateux, en même temps un peu d'adénite, fièvre vive, perte d'appétit ; suppuration diminuée. Dans la crainte d'un érysipèle, nous donnons le tartre stibié en lavage, et nous appliquons des cataplasmes laudanisés. Ce traitement amène du mieux.

Le 29, l'inflammation est bien calmée, il sort du pus séreux; l'état général est bon, l'appétit revient. La plaie de la face est entièrement cicatrisée, mais nous constatons de la tuméfaction sur le bord inférieur de la mâchoire au niveau de la fracture ; un abcès s'y développe, nous l'incisons le 2 juillet. Le pus est épais ; nous ne retrouvons plus notre fil d'argent que le malade prétend ne pas avoir enlevé lui-même.

Le 14 juillet, le moignon ne suppure plus ; l'abcès maxillaire donne encore un peu ; la consolidation est complète et permet au malade de manger les deux $^1/_2$ depuis plusieurs jours.

Le 8 août. Depuis la dernière note, son état était des plus satisfaisants, lorsqu'une nuit il est tombé de son lit sur le moignon ; il en résulte une violente contusion avec une forte ecchymose et une tuméfaction considérable : cataplasmes, bains. La plaie se rouvre et il en sort quelques esquilles ; il revient un peu de fièvre et de délire. Le pus est abondant, et comme il séjourne à la partie postérieure, on fait une petite incision. A partir de ce moment, le moignon se dégonfle et le malade nous quitte le 9 septembre, ne conservant qu'un peu de suppuration à la mâchoire, d'où se sont éliminées deux petites esquilles.

Obs. 90. — *Fracture du bras par écrasement. — Amputation.*

Bottiau, 50 ans, aiguilleur, en marchant sur la voie le 2 septembre 1864, a le pied droit pris entre deux rails ; cela détermine une chute au moment même où passait un train de marchandises ; la roue lui détache entièrement l'humérus à 5 ou 6^{cm} de la tête. Le biceps n'a pas cédé dans sa partie moyenne et est arraché au niveau de son insertion cubitale. Les autres muscles sont en bouillie ; l'artère humérale, décollée dans l'étendue de 5 à 6^{cm}, forme un cordon dur, saillant et sans battements ; elle ne donne pas de sang ; pour plus de sûreté, nous la lions. La peau est lacérée et forme à la partie interne un vaste lambeau quadrilatère. Nous commencons par régulariser ces lambeaux cutanés et musculaires, nous détachons les muscles de l'os dans l'étendue de 3 à 4^{cm} et nous scions cette extrémité. Des points de suture superficiels sont appliqués ; puis quelques bandelettes ; pansement à la glycérine.

Outre cette lésion, le malade porte au pied droit une plaie contuse sur la face dorsale avec prolongement dans les espaces interdigitaux ; plaie légère au bord interne du pied ; pansement à l'alcool camphré.

Le lendemain, il est en bon état, nous prescrivons quelques potages.

Le 4, il prend un $^1/_4$. L'état général est très-bon.

Le 5, premier pansement ; nous trouvons beaucoup de points sphacélés mais n'occupant que la peau ; nous en enlevons une partie.

Le 10, la suppuration est trés-abondante ; on voit des bourgeons charnus. Au pied s'est éliminée une escarre sous laquelle sourd du pus mélangé d'un liquide huileux, synovial, indice certain de la communication d'une jointure avec la plaie. Le gonflement diminue ; appétit. — Vin.

12 septembre. Les ligatures sont tombées, vaste plaie bourgeonnante, plus d'escarres.

Le 20. Etat général satisfaisant. La cicatrisation marche bien ; le lambeau postérieur adhère aux tissus, le pied est pansé au vin aromatique.

1er octobre. Le moignon suppure beaucoup.

7 octobre. La plaie du pied se modifiait peu, nous nous assurons qu'il y a de la dénudation ; pour y remédier, nous poussons une injection de Villate. Les jours suivants la suppuration diminue beaucoup ; nouvelle injection le 15, cette fois elle amène une inflammation très-vive.

Pendant ce temps, la plaie du moignon suppure beaucoup moins ; au 15 novembre, elle est réduite à la grandeur d'une pièce de cinq francs.

A la fin du mois, le moignon s'œdématie, le pus redevient abondant ; il se forme deux petites fistules par lesquelles j'extrais un petit séquestre le 10 décembre.

Le 30 décembre, nouvelle esquille.

En janvier, deux autres au moignon et une petite au pied. A partir de ce moment, les plaies se cicatrisent et il sort bien guéri le 11 février.

Obs. 91. — *Fracture du bras par écrasement. — Amputation.*

Dodréau, Auguste, 45 ans, charretier, tombe de cheval, le 23 novembre 1864, et la roue lui passe sur le bras gauche, qui ne tient plus que par quelques lambeaux de peau. L'os est détaché au-dessus de l'insertion deltoïdienne. Nous avons à opter entre l'amputation et la désarticulation, je préfère la première à cause des dangers moindres. Les muscles sont coupés au niveau de leur insertion humérale, deux ligatures sont appliquées. La nuit fut très-bonne, pas de fièvre. Le lendemain, quelques potages.

Le 25, deux 1/4.

Le quatrième jour, premier pansement; la cicatrisation se fait bien, bon appétit; 1/2 le matin, 1/4 le soir.

Le premier fil tombe le 7 décembre.

Le 10, un abcès s'est formé sous le pectoral, nous l'incisons le long du bord de ce muscle.

Le 14, nouvel abcès au niveau du bord externe du grand dorsal, nouvelle incision.

A partir de ce moment, le mieux se prononce.

Le 25 décembre, la plaie était presque fermée, l'abcès postérieur donnait seul un peu.

Il sort le 14 janvier entièrement guéri.

Obs. 92. — *Cancer de l'avant-bras. — Ablation de la tumeur. — Récidive. — Amputation du bras. — Guérison.*

N...., Amandine, 49 ans, entrée le 6 septembre 1865 porte depuis deux ans, une tumeur fongueuse à la partie moyenne de l'avant-bras gauche, et à la face antérieure; cette tumeur est fortement végétante et en forme de champignon; elle saigne peu, jamais d'hémorrhagie. Le pus qui s'en écoule est séreux, très-fétide; elle a 7^{cm} de diamètre, et semble adhérer peu profondément; du reste pas de douleurs; ganglions indurés. On a déjà essayé de l'enlever avec les caustiques, mais on n'a fait que hâter son développement. La malade demande à en être débarrassée, et le 9 septembre, nous procédons à l'extirpation. Cette femme douée d'une grande énergie, ne demande pas à être chloroformée. Nous pratiquons une incision circulaire dans les tissus sains; nous détachons la face profonde qui ne nous semble pas envoyer de prolongements dans les interstices musculaires, dont nous la séparons facilement. L'opération est très-bien supportée ; peu de sang, pas de ligature. Pansement à l'eau-de-vie camphrée.

Le 12, nous enlevons le premier pansement ; suintement séro-sanguinolent, sans odeur ; bon aspect de la plaie.

Le 16, la suppuration est très-abondante, les bourgeons charnus très-développés.

Le 24, la malade veut sortir, quoique non guérie, mais elle vient se faire panser au dispensaire.

Nous appliquons des bandelettes de sparadrap, et nous touchons avec le nitrate d'argent ; le tendon du grand palmaire s'exfolie.

Le 18 octobre, la cicatrisation était très-avancée, lorsqu'un abcès se forme à la partie supérieure ; il est ouvert.

Le 7 novembre, tout est cicatrisé, mais il reste une grande gêne dans les mouvements à cause de l'adhérence de la cicatrice aux muscles.

Nous perdons de vue la malade pendant plusieurs mois. En août 1866, elle se représente à nous avec une récidive de son cancer qui n'est pas encore ulcéré ; nous lui conseillons l'amputation qu'elle refuse pour le moment. Nous la revoyons le 27 octobre ; elle vient d'éprouver une atteinte assez forte de cholérine ; elle est très-affaiblie par cette dernière affection et par la tumeur qui s'est ulcérée depuis quelque temps. Elle a maintenant deux fois le volume du poing ; il s'en écoule un ichor d'une odeur extrêmement fétide. Il y a maintenant danger pour sa vie ; aussi accepte-t-elle aisément l'opération. Le jour même, nous amputons le bras à cinq travers de doigts au-dessus du coude ; chloroforme ; trois ligatures, pansement à la glycérine. Premier jour, un bouillon.

28, pouls à 88 ; a bien dormi ; quelques potages.

29, pouls à 76, 1/4 le matin, potages le soir.

30, premier pansement, peu douloureux ; un 1/4 matin et soir. Vin.

4 novembre, elle se lève. La suppuration s'établit de bonne nature ; les ligatures ne sont pas tombées ; bon sommeil. 1/3 le matin, 1/4 le soir.

20 novembre, la dernière ligature tombe seulement aujourd'hui. Un peu d'œdème du moignon ; peu de pus ; le lendemain elle demande sa sortie.

Le 8 décembre, nous la revoyons ; tout est cicatrisé.

AVANT-BRAS

Obs. 93. — *Cancroïde de la main. — Amputation. — Guérison.*

Benoist, Angélique, 75 ans, entre le 17 octobre 1861 ; elle porte sur le dos de la main gauche une tumeur cancroïdale, qui a débuté il y a quinze mois par un petit bouton ; celui-ci a pris peu à peu du volume et a fini par s'ulcérer. Aujourd'hui la tumeur occupe les deux tiers de la face dorsale et a la forme d'un champignon très-aplati, assez régulièrement circulaire ; elle est peu mobile sur le plan profond et saigne peu. Ganglions axillaires engorgés. Etat général satisfaisant, pas de signes de cachexie. La malade désire être débarrassée de son mal.

Le 30 octobre nous procédons à l'opération ; elle donna lieu à un écoulement de sang considérable, et nous avons le regret de constater que la dégénérescence se propage entre les métacarpiens vers la face palmaire ; nous enlevons tout ce que nous pouvons. Les tendons sont disséqués avec soin ; ils ne sont pas altérés, mais adhèrent au tissu malade. La plaie résultant de l'ablation a au moins 5^{cm} de diamètre.

Le 6 novembre, la plaie est détergée à part quelques fibres des tendons, qui s'exfolient ; le pus est de bonne nature.

Le 27, la plaie est réduite à 2^{cm}.

Le 22 décembre, la cicatrisation étant complète, la malade demande sa sortie ; nous comptons sur une récidive.

En effet, Angélique nous rentre le 26 juin 1862. La tumeur s'est reproduite depuis plusieurs mois ; elle forme une masse volumineuse, mais non encore ulcérée ; les douleurs sont excessives ; les ganglions sus-épitrocléens et quelques axillaires sont fort indurés. L'état général est resté bon.

Le 17 juillet, la tumeur n'a fait que s'accroître en même temps que les douleurs. Il nous semble urgent d'en venir à un traitement plus radical c'est-à-dire à l'amputation de l'avant-bras ; mais la malade hésite quelques temps, elle ne s'y décide que le 6 septembre. Depuis le premier examen, l'ulcération s'est faite ; les douleurs sont intolérables.

Le 8, nous l'amputons. Elle ne demande pas à être endormie. Nous employons la méthode circulaire au tiers moyen.

Le lendemain, pas de fièvre, des potages.

Le 11, premier pansement ; tuméfaction notable du moignon ; un peu de sérosité : elle mange le $^1/_4$ et des potages.

Le 13, la plaie n'a pas bon aspect ; une partie du lambeau antérieur veut se sphacéler ; le pus est peu épais, rougeâtre ; il contient des bulles de gaz. Eau chlorurée.

Le 22. La petite escarre est éliminée ; les ligatures sont tombées ; la plaie est presque cicatrisée.

Le 7 octobre, la guérison est complète ; elle reste jusqu'à la fin du mois. Nous n'avons pas appris qu'il y ait eu récidive.

Obs. 94. — *Fracture par écrasement de la main. — Amputation de l'avant-bras.*

Vaillant, Désiré, 36 ans, mécanicien, a, le 23 février 1862, la main droite prise dans un engrenage. Tous les doigts et le carpe sont littéralement broyés ; la peau est lacérée jusqu'au-delà du pli du poignet, dont la jointure est ouverte. Il n'y a pas à hésiter à pratiquer l'amputation ; la désarticulation n'est pas possible, en supposant qu'elle dût être préférée, à cause de l'état de la peau en ce point. Nous amputons donc à cinq ou six travers de doigts de la jointure, par la méthode circulaire ; trois ligatures sont appliquées. Dès le lendemain, quelques potages.

Le 25, le pouls est à 64, nous donnons le $^1/_4$ matin et soir.

Le 27, premier pansement. — Etat satisfaisant.

Le 4 mars, la suppuration est de bonne nature ; deux ligatures sont tombées depuis plusieurs jours ; il mange la $^1/_2$ matin et soir depuis le 1er.

Le 8, un peu d'embarras gastrique. Huile de ricin 30 gr. La dernière ligature est tombée hier.

Le lendemain, l'appétit revient

Le 21, la cicatrice est linéaire.

Le 30, il sort guéri.

Obs. 95. — *Amputation de l'avant-bras. — Guérison.*

Mériau, aiguilleur a, le 8 février 1864, l'avant-bras droit pris sous une roue de locomotive ; il en résulte un broiement complet de la moitié inférieure du membre. L'amputation est indiquée ; l'état de la peau ne nous permet de la pratiquer qu'à quelques centimètres du coude, par la méthode circulaire ; la section est faite assez haut pour que l'intérosseux n'ait pu exécuter le 8 de chiffre ; trois ligatures. Le malade n'a pas demandé le chloroforme ; il est vrai qu'il était dans un tel état de stupeur locale, qu'il n'a témoigné aucune douleur pendant l'opération. Bouillon froid, potion cordiale.

Le lendemain, le pouls est à 72, potages et bouillons.

Les 10 et 11, on augmente le régime ; premier pansement, réunion presque immédiate.

Un peu de suppuration s'établit les jours suivants. L'une des ligatures ne tombe que le 1er mars ; après quoi la plaie se cicatrise rapidement ; il sort le 13 bien guéri.

Amputation d'un métacarpien.

Ce cas est celui de l'obs. 42 (synovite tendineuse chronique).

Obs. 96. — *Amputation de phalanges.*

Dahiez, François, entre le 19 août 1862 ; il a eu l'index pris dans une machine ; l'extrémité de la phalangette est mise à nu et écrasée ; je pratique deux incisions latérales, puis je forme deux petits lambeaux et je désarticule la phalange. La réunion se fait presque par première intention. Il sort le 10 septembre.

Obs. 97. — Evrard, Antoine, 22 ans, entre le 26 décembre 1863 ; il a eu la main prise dans un engrenage ; un médecin appelé immédiatement, a enlevé la troisième phalange du médius et a réuni les autres lambeaux. Les phalangettes de l'index et de l'annulaire ne tardent pas à se sphacéler, et sont enlevées le 31 décembre. Les jours suivants nous pansons avec l'eau chlorurée.

Le 15 janvier, un abcès se déclare dans la paume de la main ; incision.

Le 10 février, tout est cicatrisé.

Obs. 98. — Hubert, Léon, 14 ans, entre le 12 juin 1865. Il y a huit jours une pierre lui a écrasé la troisième phalange de l'index droit. Gangrène sèche. Je désarticule le jour de son entrée ; cicatrisation rapide ; elle est presque complète lorsqu'il sort le 28.

Obs. 99. — Bay, Louis, phthisique, entre le 15 mars 1866. Il est atteint depuis trois ans d'une nécrose de la deuxième phalange du médius gauche ; pendant un mois nous essayons les injections de Villate, mais sans succès.

Le 19 avril, nous enlevons plusieurs séquestres spongieux ; nous sentons la surface articulaire de la première phalange, elle est encore garnie de cartilage.

La plaie se rétrécit peu à peu, mais il persiste une fistule.

En juin, le gonflement et la suppuration reparaissent ; le malade insiste pour que nous le débarrassions de son doigt. Malgré nous, nous procédons le 25 juin à la désarticulation de la première phalange par le procédé en raquette ; deux ligatures. Le rapprochement se fait lentement, mais la phthisie fait des progrès rapides et le 2 septembre, il s'éteignait dans le marasme.

Obs. 100. — *Fracture du condyle externe du fémur. — Amputation de la cuisse. — Mort.*

Leroy, 51 ans, charretier, adonné à l'ivrognerie, fait une

chute de son cheval, pendant laquelle la roue vient atteindre sa cuisse, mais sans qu'il puisse dire si elle passa entièrement sur elle, ou si plutôt, comme nous le supposons, le membre servit pour ainsi dire de cale. Nous le voyons quelques heures après l'accident, et voici ce que nous constatons :

Le membre abdominal gauche placé dans l'extension, présente à sa partie externe, à quatre ou cinq travers de doigts au-dessus de l'articulation du genou, une plaie contuse de 3^{cm}, à bords déchirés ; elle saigne peu et ne nous paraît pas très-profonde. Derrière cette plaie, quelques excoriations; au niveau de l'article, à sa partie externe et un peu postérieure, il y a une saillie recouverte d'une peau saine ; en pressant sur cette tumeur, on perçoit très-bien de la crépitation; et quand on opère quelque traction ou pression, la tumeur disparaît complétement avec un véritable soubresaut. La rotule ne présente aucune lésion : rien à la partie interne, pas d'épanchement dans la synoviale gonflement, modéré tout autour de la jointure. En cherchant à imprimer des mouvements de flexion, on détermine une douleur et le déplacement de la saillie. Par la mensuration, il n'y a aucune différence de longueur avec le côté opposé à constater. On ne remarque pas de mobilité anormale sur le corps du fémur.

Nous diagnostiquâmes une fracture du condyle externe. Pas de fracture du corps de l'os ; plaie contuse ne communiquant pas avec la fracture.

Notre opinion était basée: 1° sur la déformation du genou n'existant qu'au côté externe du fémur, et pas au côté interne ; 2° sur la mobilité du fragment dans le sens latéral, sur sa réduction facile et sur la crépitation évidente qui l'accompagnait. Quant au corps de l'os, il ne devait pas être fracturé, puisqu'il n'y avait aucune mobilité anormale ni raccourcissement du membre. La distance qui séparait la plaie du foyer de la fracture nous faisait éloigner l'idée d'une communication de l'un avec l'autre. Nous aurions dû peut-être sonder la plaie avec le stylet, mais cela ne nous parut pas dépourvu d'inconvénients.

Dans ces circonstances, quel était le parti le plus sage à prendre ? Sans aucun doute la fracture était grave, tant au point de vue de la consolidation difficile d'un fragment ainsi détaché, qu'au danger d'inflammation de la synoviale du genou ; mais comme jusque-là nous ne croyions pas à une communication du foyer avec l'air extérieur, que la contusion des tissus ne paraissait pas trop violente, nous devions tenter la conservation du membre. En conséquence la cuisse fut placée dans une gouttière, très-médiocrement serrée et l'appareil incessamment arrosé de liquide résolutif.

Pendant les quatre premiers jours il ne se passa rien de particulier : la tuméfaction et les douleurs furent modérées ; seulement dès le lendemain de son entrée, nous constations de l'exaltation, voire même un peu de subdelirium, que nous regardâmes comme étant de nature alcoolique. Du cinquième au sixième jour, la plaie commença à suppurer, et nous remarquâmes avec inquiétude des globules huileux au milieu du pus ; cela nous indiquait que l'articulation était ouverte à l'air extérieur. Le *delirium tremens* était bien caractérisé. Nous hésitâmes à amputer dans de pareilles conditions, espérant arriver à calmer le délire par l'opium à hautes doses. La lèvre postérieure de la plaie se sphacéla dans une petite étendue ; des abcès se formèrent successivement au-dessus et au-dessous de l'article, presque tous dans la partie externe, un seul en dedans. Tous furent incisés aussitôt que reconnus ; par les ouvertures on poussa des injections détersives et on passa des mèches à séton ; le pus était assez lié, sans odeur. Avec le stylet introduit avec précaution, on perçoit en dehors de la dénudation. Malgré ces désordres graves, le pouls était à 88-92 ; mais l'appétit était nul et le délire augmentait; bien que l'opium fût porté jusqu'à trois et quatre grammes de laudanum par haut et par bas, il n'amena que des sueurs profuses.

Dans la nuit du 22 au 23, le malade défit son appareil et on dut lui mettre la camisole de force. Malgré cette précaution, les mouvements furent si violents la nuit, qu'à la visite du 24, nous constatâmes la saillie d'un fragment par la plaie. En examinant ce fragment, il fut facile de s'assurer qu'il appartenait au corps du fémur. Nous avions donc à revenir sur notre diagnostic ou plutôt à le compléter ; car rien ne nous faisait renoncer à l'idée du décollement du condyle externe ; seulement il fallait reconnaître que l'os était aussi fracturé transversalement au-dessus de l'extrémité inférieure. Nous devions donc admettre un engrénement des fragments que l'agitation désordonnée du malade pendant le délire avait pu seule désunir ; quelques esquilles sortaient aussi avec le pus. Devant cet état fâcheux, il n'y avait plus à repousser l'amputation bien qu'elle dût être faite dans les conditions les plus déplorables. Le malade fut chloroformé avec peine, l'amputation ne présenta rien de notable, mais trois heures après avoir été recouché, il succomba dans un violent accès de délire.

Nous ne pûmes faire que l'autopsie du membre, celle du malade nous étant refusée.

Autour de la jointure, nous trouvons de vastes foyers purulents, surtout dans la partie externe et postérieure. A 4 ou 5^{cm} de la surface articulaire et sur la face antérieure du fémur, existe une fracture en forme de M, dont chaque branche a 2^{cm} environ de longueur. Du point de jonction des deux branches internes, part une fêlure se dirigeant presque verticalement en bas jusque vers le quart interne du condyle interne; arrivée en ce point, elle se dirige transversalement de dedans en dehors, et après avoir quitté le condyle interne continue sa direction ; mais ce n'est plus alors une simple fêlure ; le condyle externe est détaché dans sa moitié postérieure ; au-dessus de lui, existent un grand nombre de petits séquestres baignés dans le pus, de manière qu'après le lavage et sur la pièce sèche, on trouve une grande cavité.

Du côté du fragment supérieur, la section est oblique d'avant en arrière ainsi que de haut en bas et à la face antérieure, on trouve des saillies s'engrenant exactement dans celles du fragment inférieur.

Obs. 101. — *Tumeur blanche du genou. — Amputation de la cuisse. — Mort.*

La nommée Fanny D....., 35 ans, adonnée à la débauche et à l'ivrognerie, entre le 24 avril 1865, pour un gonflement considérable du genou gauche remontant à plus d'un an. Le facies de la malade, son émaciation, font soupçonner que l'épanchement de la synoviale est purulent. Nous appliquons de la teinture d'iode pendant quelques jours, puis deux cautères ; à l'intérieur, traitement ioduré. Cette médication continuée pendant six semaines ne modifie en rien ni l'état général, ni la tumeur blanche ; l'épanchement et les douleurs ont au contraire augmenté.

Le 10 juin, nous pratiquons une ponction sous-cutanée dans

le cul-de-sac supérieur ; elle donne issue à une grande quantité de pus mal lié, grumeleux, qui nous indique une altération des os ; une injection iodée est faite. Sur le fémur, on sent après l'évacuation, une saillie donnant presque la sensation d'une exostose, mais qui pourrait bien aussi n'être que l'induration du repli de la synoviale ; il y a subluxation du tibia en arrière.

Deux jours après, nous sommes forcé de pratiquer une nouvelle ponction, cette fois non suivie d'injection iodée, à la partie inférieure et interne.

Le 25 juin, le liquide s'étant reproduit, nous faisons une large incision, dont il s'écoule plus d'un litre de pus séreux. Avec le stylet, nous constatons de larges décollements. Appétit nul; pouls petit, filant, très-fréquent ; pas de sueurs ni de diarrhée. En présence d'un pareil affaiblissement et de l'insuffisance des moyens employés jusque-là, l'amputation nous paraît la dernière ressource. Nous la pratiquons le 4 juillet; la malade étant chloroformée, l'opération est faite par la méthode circulaire.

Le lendemain, quelques potages.

Le 7, premier pansement ; le moignon est assez beau ; la nuit a été un peu agitée, bien qu'il n'y ait pas une fièvre très-vive ; elle refuse toute espèce d'aliments.

Les jours suivants, son état s'aggrave, il survint du délire qu'on cherche en vain à calmer par l'opium.

Le 12, il y a du muguet ; le marasme fait de rapides progrès jusqu'au 15, jour de sa mort.

L'autopsie du membre a seule été faite. Nous avons trouvé une érosion des cartilages, dont on ne retrouve que quelques îlots ; le bord des surfaces articulaires est rugueux, dénudé ;

pas de tubercules infiltrés ou enkystés dans le tissu osseux. Les ligaments sont en partie détruits ; la synoviale fortement épaissie constituait bien dans son repli supérieur la tumeur qu'à première vue, on pouvait prendre pour une exostose. Un grand nombre de clapiers entourent l'article.

Obs. 102. — *Fracture compliquée de la jambe droite. — Gangrène. — Amputation de la cuisse. — Guérison.*

Lefebvre, François, 30 ans, menuisier, reçoit le 29 juillet 1862, sur la jambe droite, une poutre qui détermine une fracture ; il y a plusieurs années, il a déjà éprouvé une fracture à la suite de laquelle un séquestre d'au moins 4 à 5cm, est sorti mais sans raccourcissement du membre ; il en était resté des cicatrices adhérentes à la face antérieure du tibia.

Nous voyons le blessé sitôt après l'accident ; voici ce que nous constatons : au niveau de la partie moyenne du tibia, la peau est déchirée dans une grande étendue, et l'épiderme, qui paraissait en certains points avoir seul recouvert l'os, est soulevé par une grande quantité de caillots. Après que nous les avons enlevés, il s'écoule abondamment du sang en nappe, qu'on voit sourdre d'un canal osseux dilaté. Avec le doigt, on sent un peu de rugosité sur la surface tibiale ; le déplacement est nul, à tel point qu'à ce moment de notre examen, nous doutons encore de l'existence d'une fracture ; mais aussitôt qu'on lève le membre, il n'en est plus de même et on observe une mobilité anormale qui ne permet plus de douter de la solution de continuité des deux os. On voit que pour le tibia, elle est tout-à-fait transversale et que cet os a pris un développement extrême en épaisseur, dû sans doute à une osteite ancienne, ce qui nous rend compte de l'abondance de sang signalée plus haut.

On avait à choisir entre l'amputation immédiate et la conservation du membre ; nous prenons ce dernier parti, et soumettons la jambe aux irrigations continues.

Le 30 juillet, le malade a beaucoup souffert ; il n'y a pas de fièvre ; le pied n'a pas perdu sa sensibilité, il s'écoule toujours un peu de sang. Bouillons.

L'irrigation est continuée jusqu'au 4; ce jour-là, on applique un bandage de Scultet et l'on panse avec la charpie imbibée d'eau chlorurée.

Le 6, la plaie suppure ; le pus a beaucoup d'odeur, le foyer de la fracture est entièrement à nu ; tout autour, la face antérieure du tibia l'est au moins dans l'étendue de 5^{cm}. Le pied est fort œdématié, mais peu refroidi. L'état général est grave, la fièvre vive ; la langue saburrale ; le teint qui jusqu'ici n'avait été qu'anémique, devient jaunâtre ; le malade a souvent des frissons. Quelques crachats sanguinolents. Potion avec un gramme de teinture d'aconit ; pansement chloruré.

Le 8, l'œdème du pied et de la jambe est considérable ; le mollet est rouge-violacé ; la suppuration fétide, jaunâtre, peu épaisse ; de nombreuses phlyctènes ; l'œdème s'étend à toute la face postérieure de la cuisse jnsqu'à la fesse ; battements normaux de la crurale. L'état général est très-grave, le pouls petit, très-fréquent.

Il n'est plus possible d'éviter l'amputation devant cette gangrène bien déclarée. Elle est acceptée par le malade et pratiquée le jour même. Le blessé est chloroformé ; nous trouvons le tissu cellulaire sous-cutané, infiltré à la partie postérieure par une grande quantité de sérosité roussâtre, les muscles sont sains; il s'écoule des veines, de la crurale surtout, une grande quantité de sang fluide, qu'on a peine à arrêter, et qui nécessite l'emploi du perchlorure de fer. Nous lions beaucoup d'artères. Pansement simple.

A peine recouché, le malade a une sueur profuse ; la nuit est passable. L'aconit est continué.

Le 9, on donne du bouillon et de la limonade vineuse. La fièvre est presque nulle.

Le 10, pas de fièvre ; poulet, vin.

Le 11, premier pansement ; suintement très-considérable de sérosité ; le lambeau postérieur est très affaissé.

Le 16, la suppuration est bien établie et de bonne nature, quelques bourgeons charnus ; toutes les ligatures sont tombées. On augmente l'alimentation.

Le 22, il mange les deux $^1/_2$.

Le 29, quelques phénomènes d'embarras gastrique. Ipéca.

Vers le 15 septembre, le moignon s'œdématie ; la suppuration redevient abondante ; avec le stylet, nous constatons un petit séquestre annulaire qui s'enlève aisément.

Les jours suivants, la plaie marche très-régulièrement et le malade sort dans les premiers jours d'octobre, entièrement guéri, et ayant déjà pris un embonpoint marqué.

L'autopsie du membre nous a montré un bel exemple de fracture produite sur un os atteint d'osteite hypertrophique.

Obs. 103. — *Tumeur blanche du genou droit. — Amputation de la cuisse. — Guérison.*

Delporte, Désiré, 25 ans, journalier, entre dans notre service le 9 novembre 1865. Tempérament scrofuleux; embonpoint; pas de traces d'abcès au cou. Il est atteint depuis trois ans d'une tumeur blanche du genou droit. Le gonflement est considérable, les douleurs vives, pas de fistules, pas de fluctuation bien franche, déviation de la jambe en dehors. Nous donnons pendant quelques temps des douches froides; en même temps, sirop antiscorbutique ioduré, puis arsénié; vin de quina, etc. Après ses douches, nous appliquons à deux reprises la cautérisation transcurrente, puis deux cautères.

Au 15 janvier, les douleurs sont aussi vives, le gonflement augmente; fluctuation évidente surtout à la partie interne et inférieure. Pour calmer les douleurs, nous faisons quelques injections hypodermiques au chlorhydrate de morphine, elles amènent quelque soulagement.

A la fin de février, nous appliquons un bandage dextriné et ouaté avec une forte compression. Le malade en est bien soulagé; après six semaines, nous l'enlevons et laissons le membre huit ou dix jours en liberté. Mais les douleurs reviennent, et aussi la tuméfaction qui avait diminué beaucoup par la compression. Aussi, revenons-nous à ce moyen; comme la jambe est très-fléchie, et que l'extension est extrêmement douloureuse, nous employons le chloroforme. Nous laissons le malade dans l'appareil jusqu'aux premiers jours de juillet; nous constatons alors des craquements très-prononcés. Les douleurs devenant intolérables, Delporte réclame lui-même l'amputation de la cuisse, que nous lui pratiquons le 21 juillet au tiers inférieur par le procédé circulaire. Chloroforme. Suites très-satisfaisantes, à part, un abcès, Pansement à l'alcool.

Dans les premiers jours de septembre, la cicatrice tarde à se faire au niveau de l'abcès; il y a du décollement, j'incise largement dans l'étendue de 5 à 6^{cm}; la suppuration diminue bientôt; la cicatrice est complète le 30 octobre et il peut sortir le 10 novembre.

L'autopsie du membre nous a offert des désordres extrêmes, mais peu de liquides. Outre les fongosités de la synoviale, on remarquait plusieurs séquestres, surtout du côté du tibia ; il y avait trois ou quatre cavités indiquant que la cause première de l'affection devait être attribuée à des tubercules enkystés des os.

AMPUTATIONS DE JAMBES

Obs. 104. — *Tumeur blanche tibio-tarsienne gauche. — Amputation. — Guérison.*

Catherine Bernard, 23 ans, entre le 19 septembre 1861, elle est atteinte d'une tumeur blanche de l'articulation tibio-tarsienne, qui remonte à plusieurs mois, dit-elle, mais très-probablement plus haut. Nous trouvons autour de la jointure un grand nombre de fistules, qui mènent toutes sur des points dénudés et carriés; il en sort une abondante suppuration. Les ganglions inguinaux sont fortement engorgés. La constitution est très-détériorée ; du reste, des traces d'une kératite ancienne, indiquent un lymphatisme prononcé. L'auscultation ne révèle rien dans la poitrine ; il y a un amaigrissement considérable et une fièvre hectique, qui font craindre une terminaison fâcheuse. Peu de jours après son entrée, nous lui proposons l'amputation ; mais elle insiste pour suivre d'abord un traitement interne, ce quelle n'a jamais fait. Nous nous plions avec regret à ce désir et nous la soumettons à l'iodure de fer, l'huile de morue, le vin de quina; injections iodées dans les points fistuleux.

Ce traitement ne modifie en rien, ni l'état local, ni l'état général, et après une expérience d'un mois, comprenant l'aggravation de sa position, elle se résigne à être amputée.

Nous procédons le 24 octobre à l'opération; la malade est chloroformée assez rapidement; nous employons la méthode circulaire au lieu d'élection, et avons soin d'abattre l'angle saillant de la crête tibiale.

Le lendemain, on ne constate pas de fièvre; nous prescrivons des potages;

Les 26 et 27, nous augmentons les aliments.

Le 28, premier pansement, la plaie est réunie dans sa partie interne, au centre, un peu de pus grisâtre, mal lié; peu de gonflement, légère phlyctène sur le bord antérieur. Etat général très-bon. Pansement avec eau chlorurée. Le $^1/_4$ matin et soir. Vin.

Le 1er novembre, la petite escarre est tombée, la section de la crête est à nu, mais nous trouvons assez de peau pour la recouvrir.

Le 6, la plaie bourgeonne, on panse simplement; les deux ligatures sont tombées.

Le 25 novembre, la plaie est presqu'entièrement cicatrisée, malheureusement, il survient une kératite subaiguë du côté gauche; vésicatoires, onctions sur le bord palpébral avec la pommade au précipité blanc. Amélioration rapide.

Le 5 décembre, la plaie de la jambe est cicatrisée; la cornée est rentrée dans son état ordinaire, c'est-à-dire, qu'elle conserve une taie laiteuse.

La malade nous quitte dans les premiers jours de janvier, jouissant d'une très-bonne santé.

Obs. 105. — *Fracture de la jambe. — Amputation. Mort.*

Vilain, François, 92 ans, est amené le 15 novembre 1861. A la suite d'une chute sur le bord d'un trottoir, il s'est fracturé la jambe gauche. Nous constatons au bord interne de l'articulation tibio-tarsienne, une plaie de 8 ou 10cm par laquelle fait saillie d'au moins 6 à 7cm l'extrémité du tibia dont la malléole interne a été détachée. La malléole péronière a été fracturée transversalement à 5 ou 6cm de son extrémité. L'astragale est luxé en dedans, mais ne présente pas de solution de continuité, le pouls est fréquent, dépressible. La réduction est facile, l'âge du malade nous fait hésiter à pratiquer l'amputation. Nous plaçons le membre dans une gouttière et le soumettons aux irrigations continues ; pilule de 0,5 centigr. d'extrait d'opium. Toute la nuit, le malade est très-agité ; nous constatons le matin que le déplacement s'est reproduit et que le tibia fait encore une saillie plus prononcée. Nous nous décidons à amputer ; le malade supporte très-bien l'opération, et ne perd que peu de sang. Mais à peine ramené dans son lit, il tombe dans le côma et succombe le lendemain.

Obs. 106. — *Écrasement de la jambe droite. — Amputation. — Luxation du genou gauche.*

Libre, Philippe, 38 ans, ouvrier des mines, passait le 16 décembre 1864, sur une planche qui recouvrait une espèce de puits au fond duquel se mouvait horizontalement un engrenage, lorsque la planche bascula et notre malade fut précipité dans l'excavation ; le pied droit fut pris et broyé dans l'engrenage, tandis que le gauche heurta violemment contre les parois. La jambe droite est dans un tel état de délabrement qu'il n'y a pas possibilité de la conserver. A gauche, on constate les désordres suivants : à la partie interne du genou, existe une saillie osseuse au-dessus de laquelle on remarque une dépression considérable ; à la partie interne, saillie d'un niveau plus élevé que la précédente, et au-dessous de laquelle on sent une dépression. La rotule déviée est dirigée très-obliquement de haut en bas et de dehors en dedans. Par la palpation, on sent bien que le tibia s'est déplacé en masse et que la tumeur interne est formée par la tuberosité interne de cet os, tandis que la tumeur externe appartient au condyle externe du fémur. Nous avons donc affaire à une luxation incomplète du genou en dedans. Si l'on en croit le malade et ceux qui assistèrent à l'accident, le pied était retourné, le talon au niveau de l'épaule droite, et c'est par des tractions vigoureuses que le membre à pris sa position actuelle. A la partie externe, au niveau du condyle, nous remarquons une excoriation noircie par le charbon, et qui pourrait bien se transformer en escarre. On sent de la crépitation sanguine dans tout le pourtour de la jointure.

L'amputation est inévitable pour le côté droit, nous y procédons sur-le-champ. Le malade, homme plein d'énergie, ne désire pas être endormi. Nous amputons au lieu d'élection par la méthode circulaire ; nous faisons une large manchette, car nous savons combien dans ces dilacérations, les tissus même éloignés de la lésion se mortifient facilement. Nous trouvons le péroné fracturé à quelques centimètres de la tête. Nous avions bien senti avant l'opération une crépitation en ce point, mais nous l'avions crue de nature sanguine. Le fragment péronier supérieur fut réséqué avec la pince de Liston et l'angle du tibia abattu.

L'amputation terminée, nous nous occupons de réduire la luxation ; elle s'opère très-vite ; une légère traction avec flexion remet les os dans leurs rapports normaux. Le lendemain et le surlendemain, le malade a eu une fièvre assez vive, ce qui nous a empêché de l'alimenter. Au genou gauche, des résolutifs ont été appliqués, la résorption du sang se fait bien ; l'excoriation se cicatrise.

Du côté du moignon, nous avons eu une exhalation sanguine assez abondante.

Le 19, nous faisons le premier pansement. La plaie a un aspect blafard ; peu de tuméfaction ; la manchette est pleine de caillots, nous les enlevons avec soin et pansons à l'eau-de-vie camphrée.

Le 20, la fièvre a disparu ; nous prescrivons un peu de nourriture.

Le 21, nouveau pansement ; odeur gangrèneuse, la manchette est en grande partie sphacélée ; la plaie est toujours grisâtre, il s'en écoule une sérosité purulente, fétide. A la partie interne, on commence à voir quelques bourgeons charnus. Etat général satisfaisant ; même pansement.

Le 24, les ligatures tombent, la plaie commence à se déterger.

Le 26, elle est très-nette et bourgeonne bien ; il a bon appétit, boit du vin.

Le 30 décembre, suppuration abondante ; la surface de section du tibia n'est pas bien recouverte, un petit abcès se forme, il est ouvert.

Le 6 janvier 1865, une petite ulcération met à nu un autre point du tibia.

Pendant quelques temps, il éprouve du malaise. Au commencement de février, quelques esquilles s'éliminent; il reprend des forces, et commence à marcher avec des béquilles.

Le 1er mars, cicatrisation presque complète.

Le 15, elle est complète.

Le 31, le malade sort, conservant quelques douleurs dans le moignon.

Obs. 107. — *Fracture par écrasement de la jambe droite. — Fracture du péroné gauche. — Amputation. — Guérison.*

Caillet, 47 ans, ouvrier vidangeur, tombe du siége de sa voiture le 6 décembre 1864 ; la roue lui écrase la jambe droite et lui fracture le péroné gauche.

La première est dans un tel état que l'amputation est pratiquée immédiatement par la méthode circulaire au lieu d'élection. Chloroforme.

Le lendemain, le pouls est à 88 ; pas de sommeil, un peu de frisson ; légers potages.

Même régime les 8 et 9.

Le 10, premier pansement ; la manchette présente des points de sphacèle ; le facies est altéré ; un peu de délire ; il a des habitudes d'ivrognerie. Pansement à l'eau-de-vie camphrée ; sulfate de quinine 0,75 centigr. et teinture d'aconit, 20 gouttes. Bouillon comme tisane, plusieurs potages dans la journée.

Le lendemain, l'agitation continue.

Le 12, dans la nuit, il défait son pansement ; on doit lui mettre la camisole. Du reste, peu de fièvre, langue humide.

Le 14, il y a plus de calme, le moignon se déterge.

Le 20, deux ligatures sont tombées, les escarres s'éliminent;

les extrémités osseuses sont un peu dénudées ; l'appétit est bon, il mange la $^1/_2$ le matin et le $^1/_4$ le soir. Vin depuis plusieurs jours.

Le 30 décembre, la dernière ligature n'est pas encore tombée ; la plaie est très-belle et bourgeonne ; les os se recouvrent.

Le 6 janvier 1865, j'ai dû tirer sur la ligature pour la détacher, la plaie se répare bien ; depuis la chute des escarres, on panse à la glycérine.

Le 10 février, tout est fermé ; il reste en convalescence jusqu'au 15 avril.

Obs. 108. — *Carie du métatarse gauche. — Amputation de la jambe. — Carie du calcanéum droit. — Guérison.*

Houziaux, Henri, 17 ans, d'une constitution strumeuse, est atteint depuis plus de trois ans d'une carie du métatarse gauche, pour laquelle il n'a jamais été convenablement traité.

On constate à la partie externe de la face dorsale du pied, une plaie de 5^{cm} d'étendue et profonde d'au moins autant ; elle est blafarde ; en certains points, on y remarque des surfaces noirâtres que le stylet reconnait être constituées par des os cariés ; il est du reste déjà sorti un grand nombre de petits séquestres ; la suppuration est très-abondante et fétide. Les ganglions inguinaux du même côté ont suppuré. Dans d'autres régions, on remarque encore d'autres points en suppuration, mais sans qu'il y ait de lésions osseuses. Sa constitution s'altère beaucoup depuis quelques temps ; le teint est blafard, anémié ; la fièvre est presque continue ; l'appétit nul ; un peu de toux, rien dans la poitrine. Nous le pansons pendant quelques jours avec l'eau chlorurée. En même temps que nous le soumettons au traitement antiscrofuleux; mais le 23 novembre, voyant son état général s'aggraver, sans aucune modification de l'état local, nous nous décidons à amputer. Nous ne pouvions penser à pratiquer l'amputation tibio-tarsienne, car nous avions beaucoup de chances de trouver l'extrémité des os de la jambe malade ; nous préférons le lieu d'élection.

L'enfant est chloroformé en quelques secondes, il perd peu de sang. Les os présentent cette grande friabilité signalée chez les scrofuleux; avec le scalpel, on en enlève facilement des tranches.

La nuit fut bonne; les jours suivants, fièvre légère, quelques potages.

Le 26, premier pansement ; le deuxième le 29. La suppuration commence; la plaie a mauvais aspect, pansement à l'alcool camphré.

La première ligature tombe le 1er décembre. L'appétit est bon.

Le 11 décembre, dernière ligature.

Le 25 décembre, la cicatrisation est complète ; mais le malade attire notre attention sur une plaie de l'autre pied, située à la partie externe du talon. Avec le stylet, nous y reconnaissons un séquestre non mobile, appartenant au calcanéum.

Le 15 janvier, l'ouverture est agrandie, la suppuration est très-abondante.

Le 23, le malade étant chloroformé aussi rapidement que la première fois, je cherche à extraire le séquestre ; après avoir prolongé l'incision, je trouve une cavité comme un œuf de pigeon creusée dans le calcanéum et à quelques centimètres de la surface plantaire; j'en extrais des lambeaux de tissu grisâtre, fongueux, très-friable. Autour, se trouve un séquestre que je cherche à faire basculer au moyen d'une spatule ; n'y pouvant parvenir, je cautérise vigoureusement cette cavité au fer rouge, puis je panse à l'alcool camphré.

Le 2 février, les escarres étaient détachées ; les bourgeons charnus se montraient.

Les jours suivants, il survient une pleurésie légère à droite.

Le 20, il était en convalescence ; on ne sentait plus de séquestre ; pour hâter la cicatrisation, j'essaie la liqueur de Villate, mais elle ne put être supportée ; j'employais le vin aromatique et le styrax.

Le malade reste dans le service jusqu'aux premiers jours d'avril, la cicatrice était presque complète ; plus de parties dénudées. Nous l'avons revu plusieurs fois depuis, il est entièrement guéri, et bien vigoureux.

Obs. 109. — *Tumeur blanche du pied droit. — Amputation de la jambe. — Guérison.*

N...., 16 ans, constitution scrofuleuse, quoique d'une belle apparence de santé, a été atteint il y a plusieurs années, d'une arthrite du coude gauche qui a cédé à un traitement prolongé. Quelques temps après, il survient du gonflement au niveau de la malléole externe droite; en 1864, il fait une saison aux eaux de Saint-Amand ; à la fin de cette année, se forme un abcès.

Le 9 février 1865, il rentre dans le service ; par les fistules, on constate des altérations osseuses ; le stylet passait sous la malléole et allait rejoindre la surface externe de l'astragale. Cet état resta stationnaire pendant plusieurs mois ; le malade fut soumis à un traitement tonique et à des injections modificatrices. Un abcès se développa au côté interne ; il fut ouvert le 4 août et donna issue à une petite quantité de pus.

Dans le courant de septembre, la fistule externe se cicatrise; l'interne seule persiste. Nous appliquons un bandage dextriné compressif, avec une fenêtre ménagée devant le point suppurant. Pendant ce temps, la santé se maintient assez bonne sous l'influence de l'iodure de fer, du quinquina, du sirop antiscorbutique arsenié.

Au commencement d'octobre, le malade part pour la campagne, où il reste jusqu'à la fin de novembre. A sa rentrée, j'enlève le bandage, tout est cicatrisé, Peu de temps après, nous lui en appliquons un autre au silicate de potasse.

Il reste plusieurs mois dans cet état, ne continuant qu'une médication interne.

Vers le mois d'avril, les fistules se rouvrent, la suppuration devient très-abondante. Dès lors, la santé s'altère peu à peu, il s'amaigrit, bien que son appétit soit conservé. Il nous semble imprudent de le laisser plus longtemps dans cet état, et nous décidons l'amputation. Nous y procédons le 4 août. Le malade est chloroformé avec peine ; malgré cela, il ne sent rien ; nous amputons au lieu d'élection, par la méthode circulaire. Aucune fièvre ne suit l'opération. Le lendemain, il prend des potages. Nous augmentons rapidement son régime.

Le 20, il mange la 1/2 le matin et soir.

Le 22, la dernière des trois ligatures tombe ; la plaie reste blafarde ; nous remplaçons la glycérine par l'alcool, qui la modifie immédiatement.

Le 30, la plaie est presque linéaire. Etat général excellent.

Le 4 septembre, la cicatrisation est complète.

Le 13, il commence à marcher avec sa jambe de bois, et sort le 17 bien guéri.

L'autopsie du membre nous montre cariées les surfaces articulaires du tibia, du péroné, de l'astragale. Ce dernier os est le plus profondément atteint ; fongosités de la synoviale, peu épaisses. Pas de fusées purulentes.

TABLEAU RÉCAPITULATIF DES AMPUTATIONS

	NOMS.	AGE	NATURE DE LA MALADIE.	MEMBRE AMPUTÉ.	GUÉRISON.	DÉCÈS.	OBSERVATIONS.
1	Joanné.	48	Tumeur blanche du poignet.	Bras.	Guéri.		
2	Delaplace.	44	Cancroïde du bras.	»	»		
3	Duez.	59	Fracture par écrasement.	»	»		
4	Bottiaux.	50	»	»	»		
5	Dodréau.	45	»	»	»		
6	Delbecq, femme.	49	Cancer de l'avant-bras.	»	»		
7	Benoît, femme.	75	Cancroïde de la main.	Avant-bras.	»		
8	Vaillant.	36	Fracture par écrasement.	»	»		
9	Mériau.	48	»	»	»		
10	Buzin, femme.	50	Synovite tendineuse.	Métacarpien	Guéri.		
11	Dahiez.	30	Fracture par écrasement.	Phalange.	»		
12	Evrard.	22	»	»	»		
13	Hubert.	14	Gangrène traumatique.	»	»		
14	Bay.	47	Nécrose.	»		Mort.	Phthisie.
15	Leroy.	51	Fracture condyle du fémur.	Cuisse.		»	Delirium tremens.
16	Dupont, femme.	35	Tumeur blanche du genou.	»		»	
17	Lefebvre.	30	Fracture de la jambe.	»	Guéri.		
18	Delporte.	25	Tumeur blanche du genou.	»	»		
19	Bernard, femme.	23	Tumeur blanche du pied.	Jambe.	»		
20	Vilain.	92	Fracture de la jambe.	»		Mort.	
21	Libre.	38	»	»	Guéri.		
22	Caillet.	47	»	»	»		
23	Houziaux.	17	Tumeur blanche du pied.	»	»		
24	Horrie.	16	»	»	»		

CHAPITRE QUATORZIÈME

ULCÈRES

Les ulcères ont été nombreux ; ils n'ont rien présenté qui mérite d'attirer notre attention. Nous ne ferons une exception que pour le suivant :

OBS. 110. — Mériaux, Thérèse, 12 ans, d'une constitution strumeuse, porte depuis plusieurs mois une ulcération à la pointe de la langue et sur la face supérieure ; elle est un peu fongueuse et saigne facilement ; elle a la largeur d'une pièce de deux francs, ses bords sont légèrement indurés. Aucun traitement n'a été suivi. Les ganglions sous-hyoïdiens sont engorgés. Pas de douleurs.

Dès le jour de son entrée, 1er mars 1865, l'enfant est soumise à un régime tonique, sirop antiscorbutique ioduré, huile de morue. En même temps nous employons le chlorate de potasse en potions, en gargarismes et à l'état solide ; collutoire avec alun calciné, etc. Rien ne modifie l'ulcération ; il en est de même des cautérisations au nitrate d'argent.

Le 15 juin, nous commençons à faire prendre chaque jour une pilule de 0,5 centigr. d'extrait de ciguë ; nous continuons les cautérisations. Un changement favorable se produit très-rapidement.

Le 7 juillet, la cicatrisation est presque complète ; la ciguë avait été portée à 75 milligr., mais il n'y a pas eu de tolérance. Cinq ou six cautérisations depuis la dernière note.

Le 27 juillet, elle sort entièrement guérie. La guérison s'est bien maintenue.

Obs. 111. — *Ongle incarné.*

Dubuisson, 27 ans, entre le 30 décembre 1864, pour un ongle incarné qui date de six ans. Il a été traité à diverses reprises, mais d'une façon peu régulière. Nous constatons à la partie externe du gros orteil gauche, un bourrelet fongueux, gros comme une noisette ; dans la dernière opération faite, on a enlevé la portion d'ongle que recouvre ce bourrelet, mais on n'a pas eu le soin d'enlever la matrice. Pendant quelques jours, j'applique un mélange de poudre de calomel et d'alun, sans aucun résultat, ce que voyant, le 4 janvier 1865, j'incise l'ongle dans le sens longitudinal, puis, j'arrache vivement toute la partie externe, je cautérise vigoureusement la matrice avec le nitrate d'argent et j'applique des bandelettes de sparadrap. Le surlendemain, j'enlève les bandelettes, l'amélioration est sensible ; je cautérise de nouveau et renouvelle le pansement.

Le 20 janvier, la cicatrisation est complète, l'ongle repousse bien. Il sort le 24.

Obs. 112. — *Onyxis du pouce.*

Une enfant de cinq ans, strumeuse, entre le 15 juillet 1862 ; le pouce droit est tuméfié, d'une teinte violacée ; la matrice de l'ongle forme un bourrelet rouge, inégal, fongueux, saignant au moindre contract ; suppuration peu abondante, mais fétide; ganglions axillaires engorgés. Nous pansons pendant quelques jours avec des cataplasmes arrosés d'eau blanche ; puis ne voyant pas de mieux, nous enlevons l'ongle avec le bistouri ; et appliquons des bandelettes de sparadrap. Régime tonique. Vin de quina, sirop antiscorbutique.

Le 20 août, il ne reste plus qu'un petit point ulcéré ; l'ongle repousse bien.

Le 28, l'ulcération est entièrement cicatrisée, l'ongle recouvre plus de la moitié de sa surface. Il est régulier. Sortie.

CHAPITRE QUINZIÈME

VICES DE CONFORMATION

Obs. 113. — *Bec de lièvre.*

On nous présenta un enfant de deux mois, atteint de bec de lièvre simple à gauche ; il y avait adhérence de la partie supérieure de la fissure et du lambeau externe. Nous employons le procédé de M. Clémot, modifié par M. Nélaton : les adhérences ayant été détachées avec des ciseaux, nous plongeons un bistouri étroit à 3mil du bord inférieur de la lèvre interne, nous le dirigeons de bas en haut jusqu'au-delà de l'angle supérieur; sur la lèvre externe, nous reproduisons la même incision que nous faisons rejoindre la première. Nous formons de cette manière un lambeaux en V qui est renversé vers le bord labial, le tout réuni avec trois épingles. La réunion fut incomplète; elle se fit à l'angle supérieur et au niveau du lambeau inférieur; la partie intermédiaire ne se réunit que secondairement. Au lieu de l'encoche que produisaient les anciens procédés, nous eûmes une saillie très-prononcée, que nous avions l'intention de diminuer dans le cas où elle ne serait pas suffisamment retractée ; mais nous ne revîmes plus l'enfant.

Obs. 114. — Nous rapprocherons de cette observation, celle d'un enfant que nous avons opéré en ville ; il avait une division complète de la lèvre, de la voûte palatine, dans toute son étendue et du voile du palais. Bien qu'âgé de deux mois, les parents désiraient le voir opérer immédiatement.

Ici nous avons employé le procédé de Mirault d'Angers; pour cela, le bistouri étant plongé à 3^{mil} du bord libre de la lèvre interne, je taille un lambeau de bas en haut et un peu aux dépens de la face interne ; la lèvre externe est avivée en entier dans le sens de la courbure du bord libre et un peu aux dépens de la face externe ; le petit lambeau interne renversé est appliqué contre le bord avivé, et fixé par une épingle ; deux autres épingles sont appliquées aux parties moyenne et supérieure. Le résultat fut incomplet, mais il servit à démontrer la valeur du procédé au point de vue de l'encoche, puisque l'adhérence ne fut solidement établie que sur le bord labial. Une opération complémentaire eut été indispensable; par malheur, les parents de l'enfant quittaient le pays et nous ne revîmes plus notre petit opéré.

Obs. 115. — *Monstre.*

Nous avons eu occasion de disséquer un monstre qui présentait les particularitées suivantes :

Du vertex à l'anus il y a 31^{cm}, du vertex au menton 14, pour le cou 3, du sternum à l'extrémité inférieure 14. Pesé après l'évacuation du liquide encéphalique, il nous donne 1 kil. 550 gr., et en ajoutant 50 gr. environ pour ce liquide, 1,600 gr.

Les fontanelles sont très-larges. L'occipital est formé de trois pièces. Le cerveau est sain, un peu ramolli.

A la face, nous constatons une absence de la partie gauche du maxillaire inférieur remplacé par un tissu fibreux, auquel adhère le côté correspondant de la langue. Rien du côté des yeux ou des oreilles. Du côté gauche, pas de clavicule ; l'omoplate mal conformé tient à la fois des deux os, et est situé beaucoup plus en avant que dans l'état normal ; à droite, pas d'anomalie des deux os.

Aucune trace de membres supérieurs.

Le thorax et les organes qu'il contient sont bien conformés, sans transposition ; cependant le cœur est un peu plus sur la ligne médiane.

Dans l'abdomen, rien au foie et à la rate. Le rectum se termine en un cul-de-sac qui se continue par un petit canal, par lequel passe un stylet, mais qui, à 1^{cm} de l'anus, est tout-à-fait oblitéré. A la peau, on voit très bien un raphé et une dépression correspondante.

Le pénis est bien conformé ; le testicule droit se trouve dans l'abdomen, mais il n'y a pas de vestiges du gauche. Rien à la vessie.

Rien à la colonne vertébrale ; pas de cavité cotyloïde aux os iliaques. Un petit tubercule, uniquement formé par la peau, représente à droite le membre inférieur ; à gauche, une petite cicatrice indique seule le membre.

NOTA. — Nous réservons les maladies des yeux pour un travail spécial.

TABLE DES MATIÈRES

Anzin, imp. E. DUGOUR

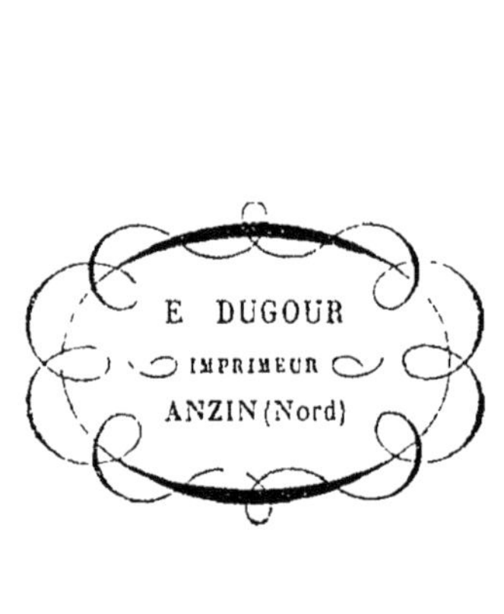
E DUGOUR
IMPRIMEUR
ANZIN (Nord)

www.ingramcontent.com/pod-product-compliance
Ingram Content Group UK Ltd.
Pitfield, Milton Keynes, MK11 3LW, UK
UKHW022043190726
13855UKWH00002B/390